版权声明

"南嘉-万千心理"先锋译丛

THE TROUBLE WITH PSYCHOTHERAPY
Counselling and Common Sense

心理治疗的困境
—— 理论与常识

〔英〕Campbell Purton 著

吴佳佳 吉 莉 译

中国轻工业出版社

图书在版编目（CIP）数据

心理治疗的困境：理论与常识／（英）坎贝尔·珀顿
（Campbell Purton）著；吴佳佳，吉莉译. —北京：中国
轻工业出版社，2022.2

ISBN 978-7-5184-3681-1

Ⅰ. ①心⋯　Ⅱ. ①坎⋯ ②吴⋯ ③吉⋯　Ⅲ. ①精
神疗法　Ⅳ. ①R749.055

中国版本图书馆CIP数据核字（2021）第198165号

总 策 划：石　铁
策划编辑：阎　兰　　　　　　责任终审：张乃柬　　　责任校对：万　众
责任编辑：刘　雅　王雅琦　　　责任监印：刘志颖
出版发行：中国轻工业出版社（北京东长安街6号，邮编：100740）
印　　刷：三河市鑫金马印装有限公司
经　　销：各地新华书店
版　　次：2022年2月第1版第1次印刷
开　　本：710×1000　1/16　印张：15.75
字　　数：170千字
书　　号：ISBN 978-7-5184-3681-1　　定价：62.00元
读者热线：010-65181109，65262933
发行电话：010-85119832　传真：010-85113293
网　　址：http://www.chlip.com.cn　http://www.wqedu.com
电子信箱：1012305542@qq.com
如发现图书残缺请拨打读者热线联系调换
201645Y2X101ZYW

推荐序

本书的作者坎贝尔·珀顿（Campbell Purton）博士是我在人本主义心理治疗方向上的老师。我和坎贝尔博士于2007年建立联系，相识已经15年了。他在2008—2010年受邀来华教学，在上海华东师范大学心理咨询中心教授了长达两年的聚焦取向心理治疗系统教学培训项目，培养了国内第一批聚焦取向心理咨询师。他在英国人本主义心理学训练重镇之一的东英吉利大学担任教师，教授聚焦取向心理治疗，并设立了聚焦取向心理治疗的研究生项目。2011年，他来华参加了第一届中国聚焦取向心理治疗会议。会议期间，他说自己不久后就会退休，我才意识到他快70岁了。果然没过多久，我收到了他的邮件——他正式退休了。

但在2014年和2015年与我的通信中，他说自己一直在思考一些临床心理疗法发展的问题，同时也和聚焦疗法的创始人尤金·简德林（Eugene Gendlin）有了不少交流，对临床心理疗法有一些新的想法。于是，我邀请他在2017年来华期间举办相关工作坊。在那次工作坊期间，我很惊讶地发现他对简德林的聚焦取向心理治疗进行了深刻的反思，有些反思甚至是解构性的。日本的同事也传来信息，坎贝尔博士还去了日本交流，他的观点在日本也引起了反思和激烈的讨论。我得知他近几年与国际上各个心理疗法的同事进行了很多交流，有了许多想法，并正在撰写一本著作。在2018年北京举办世界哲学大会时，我们又见面了。他在大会上做了发言，还举办了一个工作坊，我也借此注意到他提供了对心理治疗的新视角，那次会面他送了我本书的英语版。在我的记忆中，很少有学者从哲学角度对心理治疗进行反思和解构，因此我联系了中国轻工业出版社"万千心理"商讨出版本书简体中文版的可能性。

坎贝尔博士早年曾是英国一所中学的物理教师，他还积极投身社区心理咨询等助人工作，并最终攻读了心理学和哲学博士学位，以人本主义心理治疗作为自己的工作方法。他的哲学研究兴趣在于维特根斯坦后期的普通语言哲学，当然他也对佛教哲学很感兴趣，《清净道论》（*Visuddhimagga*）英语版的著名译者髻智长老（Ven. Nanamoli Thera，西方三比丘之一）是他的亲戚，这也让他受到了佛教哲学的深刻影响。这样说也许会让读者感到迷惑，所以我需要澄清一下，他是持人本主义取向的大学教师和临床心理工作者，同时也是具备心理学素养和哲学素养的"两栖"学者。在本书中，他就展现了这种两栖性带来的洞见。他以维特根斯坦普通语言哲学启发下的视角，对心理咨询和治疗的本质进行了反思，也对各主流疗法进行了批判性反思，包括精神分析疗法、认知疗法、行为疗法、存在主义疗法，等等。他对自己投身的人本主义疗法和聚焦取向疗法也进行了反思，例如质疑罗杰斯提及的一致性。我在组织翻译工作期间十分认真地阅读了本书，同时与坎贝尔博士通过信件进行了交流。我认为本书第一部分最为精彩，对心理咨询师司空见惯、熟练运用并不再多加思考的概念和临床技术进行了批判性讨论，给临床心理工作者很多启发；本书第二部分实践系统的构建相比第一部分的精彩而言平淡了不少，但作为一种未来临床发展的假设，提出一种可能性框架，还是有其意义的。我也在与他的通信中反馈了这一观点，坎贝尔博士很坦率地接受了我的反馈，并表示他也有同样的感受。书的第一部分是他近几年主要思考的内容，他也对这一部分比较满意，而第二部分所陈述的发展和突破的确有限，因为在真正的临床工作中修改和发展本来已成系统的实践技术的确需要很长时间，需要临床工作者的大量尝试，而他也在持续探索中。

坎贝尔博士的著作及工作坊的内容启发了我去更自由地看待一些当代心理治疗中已有的、想当然的成见，我意识到不加批判地使用一些源自西方社会文化下的心理咨询技术，会让一部分实践在结合中国社会文化时产生问题，而心理咨询的中国化是一件十分重要的事。在中国用自己的语言和文化去整合目前源自西方的心理疗法，并最终形成中国化的心理咨询，才是重要的工作。所以，当代中国临床与心理咨询界对心理疗法与中国文化之间联系的讨论，可能是中国临床心理咨询与治疗界最重要的事件之一。此处并不是否定源自西方心理学界的心理疗法的意义，而是要尝试着去思考这些心理疗法所根植的人格心理学与发展心理学——很大程度上根植于西方中产阶级白人男性。虽然学界也有许多跨文化研究，但其存在的深刻差异并不是那么容易被理解和运用的。这本著作中许多启发性的思考，正是中国临床心理学可以反思和利用以使自身真正发展完善的部分。

本书的翻译工作十分艰难。最早邀请的是国内十分优秀的译者吉莉，但整体工作在哲学与心理学两个学科术语交替出现的情况下进展缓慢，最后不得不放弃。幸好在同济大学攻读哲学与心理学的博士生吴佳佳接棒了这一艰巨的翻译任务，并以强大的专业能力和翻译能力完成了这一工作。

我推荐临床心理学家、心理咨询师和治疗师、精神科医生、哲学研究者和相关爱好者都读一读此书，享受思考和创造的快乐，提升自己的专业深度。

徐钧

上海南嘉心理咨询中心

2021年7月6日

译者序

　　作为一名心理工作者，面对变化莫测的心灵世界以及浩如烟海的心理学理论，孜孜不倦地"埋头苦学"成为我数十年如一日的生活常态。我的理论兴趣广泛，不论是最基础的心理学理论，还是各个现代或后现代理论流派，都是我关注的内容。除了对某个学派整体层面的兴趣，我还会具体关注如精神分析领域的客体关系、自体心理学、主体间性流派；家庭治疗领域中的系统派、策略派、海德堡学派，等等。学习一个流派的过程，就好比打开一扇大门进入探索心灵的新世界。每个流派都有别具一格的理论术语、概念体系、治疗理念，也都基于各自偏好的哲学观为理解人性提供了一套解释系统。作为一名心理工作者，我们在学习探索的过程中难免会面临各种各样的困惑与迷茫：该选择什么样的理论流派进行学习？如何评估选择的理论流派与自己人性观之间的契合度？在学习了几大主流理论后，自己的学术身份应该选择认同哪一个治疗派别？当明确了自己认同和归属的治疗派别后，要如何看待其他治疗流派并以何种姿态与不同于自己流派的同道交流？在临床实践中，如何选择合适的理论技术匹配来访者面对的问题？如何评估与衡量所采纳的理论框架、治疗策略与治疗效果之间的关系？诸如此类的问题不一而足。

　　就我的经验而言，在学习探索的过程中我的困惑非但没有减少，反倒常常"越学越迷惑"！为何我在人本主义、精神分析、叙事治疗、家庭治疗等看似截然不同的治疗流派中都能找到共鸣和兴趣点？为何我感兴趣的这几个不同流派间的理论术语截然不同却又似乎彼此相似？这几个不同流派基于的哲学观有何异同，与我个人的价值观、人性观的契合之处又在哪里？学了这么多理论和技术，要如何在临床实践中进行整合与应用？有时候，我也不禁扪心自问，这么多年来学习了这么多五花八门的理论，不知道什么时候才是个头，要怎么样才觉得够……在这两年思索和研究"心理治疗的整合"时，我似乎有了一些头绪，但依然没有定论。不过，对于最后一个问题，我心中的回答倒也简单明了："学无止境，学海无涯，我学习，我快乐！"话虽如此，细细想来，使我"停不下来"的因素是多方面的：一部分是好奇求知的天性使然；一部分是学习探索中的新奇感与满足感；一部分是内心深处难以名状的匮乏和焦虑感；一部分是大环境的烘托与同行们的鞭策……难怪心理学界的同道们往往以"学习型人格障碍患者"的标签自嘲，这既是一种幽默的调侃，也多少反映了"欲罢不能"的无奈——虽然其中还带着些许自我认可的良好感受。一方面，我明确地认可自己探索求知、虚心求学的精神；另一方面，我也需要带着自我反思的态度提醒自己：如何不让迷惑变成迷失？

直到徐钧老师邀请我翻译本书，我才获得了这个宝贵的、解惑的"天赐良机"。对我而言，翻译的过程是学习的过程，更是解惑的过程。本书的作者是英国资深的心理治疗师，在进入治疗领域之前，他还是一名受过训练的哲学家。这一跨学科的背景使作者可以借助自身敏锐的哲学洞见和反思能力，指出心理治疗理论和实践问题的要害，对几大主流的心理治疗理论进行哲学批判，并从哲学认识论的角度为心理治疗面临的困境提出一个切实可行的"解决方案"。

心理治疗界在世界范围内都长期面临着"帮派林立"的局面，流派之间的"门第之见"使心理工作者不得不面临着理论选择和身份归属的困境。作者在引言中一针见血地指出：心理治疗从业者面临的困境一方面是"信任一种治疗方法的原则在心理上、伦理上和专业上都是必要的"；另一方面是"一旦投身一种治疗流派和方法中后，人们会发现这种方法引导了他们的思维模式，并且与其他方法在根本上是不相容的"。一个非常典型的例子，是"致力于成为心理动力学派的治疗师，就意味着要从无意识的角度来思考问题，于是认知行为治疗的方法就可能会显得很肤浅"。而本书的初衷是对心理治疗界目前的困境做出回应，以回答"心理治疗实践所扎根的基础何在"。

　　长期以来，心理治疗界都将"理论系统"作为治疗实践的基础。这也说明了为何不同流派的创建者都致力于提出各自的治疗理论，于其他流派相区别，并坚定地认为自己的理论是描绘心灵世界的真实"地图"。为了理解周围环境，人类大脑采取抽象、简化的方式对现实进行"模型化"，这在一定程度上既是必要的，也是在所难免的。问题在于，当人们看到自己创造的强大模型运行良好，并具有令人满意的解释力时，会倾向于过度应用该模型，甚至有意无意地将模型与现实混为一谈，混淆了"地图"与"领土"的区别。在心理治疗中，当心理工作者过于认同某一理论流派时，常常容易出现把理论"套"在来访者身上的情况，甚至用理论"强行解释"来访者的问题，忽视了理论最初仅是源于对临床现象的一种可能性猜测和理解框架。当然，这并不意味着要否定理论的作用，但我们也不应忘记：不论地图多么栩栩如生，它都无法等同于领土本身。作为理解世界的"地图"，理论只是我们选择解释特定信息的一种方式，因此它对于现实的反映永远是抽象的、简化的、不充分的，现实远远比理论解释更为复杂、混乱、难以捉摸。正如后现代思想认为不存在单一的现实，我们主观认为的现实本身就是"社会建构"的。虽然后现代思想在当今已广受认可，但在实际操作中，人们依然难以完全避免现代主义寻求"唯一真理"的思维惯性。在这个层面上，哲学批判与自我反思便是帮助我们避免陷入认识误区的必备要素。

　　基于维特根斯坦的普通语言哲学，作者认为心理治疗问题的本质在于理论概念的混淆，即"我们以为语言是以某种方式运作的，而实际上它运作的方式与想象中非常不同"。当心理治疗理论家们过于执迷建构理论，创造并使用诸多高深晦涩的术语概念，就不仅加深了治疗师与来访者间的隔阂，也加剧了不同流派治疗师间的隔阂。一个根本性的误区在于，理论家们忽视了一个事实："常识性的现实是超越语言和概念的。"因此，作者在本书中提出了一个激进的批判性观点："每种疗法的有效性不在于其特定理论和实践方法，而不过是一种安慰剂效应。治疗方法的真正效果取决于来访者与治疗师之间的良好关系，取决于来访者'相信'这种疗法会有效"。事实上在作者看来，主流治疗流派"引以为豪"的理论系统是不必要的，甚至是多余的，这些流派自认为独特的理论部分完全可以用常识性的话语来理解。作者写作的目标之一就是要"发展出一种不依赖于理论的方式来理解治疗方法"。为达到这一目标，他将本书分为两大部分：第一部分澄清了理论于心理治疗中的位置、理论与常识之间的关系和误区，然后分别对行为主义、人本主义疗法、心理动力学疗法、认知行为疗法、过程体验/情绪聚焦疗法、存在主义疗法和神经科学等当前流行的主要流派的理论一一加以分析和拆解，指出它们在理论上的困扰和危险，以及该如何转换成常识性的话语进行治疗实践。除了从哲学视角对不同治疗理论进行解构和批判，作者在第二部分将各种方法的"核心常识"汇集在一起，以不偏离人们思考个人烦恼的日常方式，提供了一套对心理治疗实践的综合理解。无论是对心理治疗理论哲学分析感兴趣的读者，还是对临床实践中实际操作问题感兴趣的读者，都可以在本书中获得一种"醍醐灌顶"的阅读乐趣。

通过翻译本书，我心中的迷茫和困惑有了解答的方向，对心理治疗理论和实践的认识有了全新的启发，让我可以继续穿梭在心理学的"广袤丛林"而不致迷失了方向。愿本书的洞见和智慧也能帮助你驱散那些和我一样或不一样的迷雾，获得一份清澈和明晰；同时，也愿我在翻译中的失误或不足不会太影响你对作者观点的理解和吸收。最后，感谢徐钧老师提供的"天赐良机"，感谢每一位读者的包容和见谅，也感谢编辑团队的支持与合作。

吴佳佳

于德国海德堡

2021年6月28日

目　录

引　言

　　本书写给对心理咨询与治疗行业现状感到困惑或备受困扰的心理治疗师、咨询师、临床及咨询心理学家和心理咨询与治疗受训生。对于那些或许还没有考虑过这些议题的人，我也希望本书可以激发他们的思考，因为我认为这些议题对于任何致力于心理咨询与治疗的人都是至关重要的。

　　前来接受心理治疗[1]的人都饱受困扰，并且往往都很脆弱。一位负责任的治疗师需要有相对的自信，知道自己在会谈中对来访者所做的工作（或者自己的状态）是有帮助的，或者至少是无害的。简单来说，治疗师需要"知道自己在做什么"。这种对自己所做工作的"相对自信"，在传统上基于治疗师所认同的关于人性和心理困扰的理论；同时也基于他们的临床经验，这些临床经验告诉他们哪种治疗（似乎）是有效的。

　　直到现在，心理治疗效果的实证证据依然颇受轻视。心理学家汉斯·艾森克（Hans Eysenck）曾有过一番著名言论："尽管接受精神分析（和其他谈话治疗）的来访者在几年中的确会有显著改善，但是相较于症状'自发缓解'的情况，这种改善并不突出。"如果事实如此，当然就很难为个体接受心理治疗所付出的努力和费用提供具有说服力的解释。在过去30年中，心理治疗的疗效研究已经化解了这一危机，但是它也引发了另一种危机。其原因在于，尽管已经有证据证明心理治疗非常有效，但是并不存在有力的证据

---

[1] 本书以"心理治疗"来统一代指涉及的心理咨询与治疗相关理论与实践。在无特别指出的情况下，"治疗师"与"咨询师"也可通用。——译者注

来证明哪一个治疗流派比其他流派更有效。此外，各个流派在很多方面都迥然不同，它们立足于各自关于人性的理论，而且不同流派的价值观有时候也截然不同。

这一发现令人不安，因为这让治疗师或受训者难以决定该选择哪一个治疗流派。治疗师如果要"知道自己在做什么"，就需要对一些理论基础有所理解。可能有人会说，只需要一张列出所有有效治疗技能的技术清单，简单地使用这些技能就可以了，无须费心为何有效。这种纯粹实用主义的折中方法或许是心理治疗最后的对策，但是它似乎很难令人满意。许多治疗方法看起来非常有效，但如果不理解这些方法为何有效，治疗师只能随机做出选择。此外，若某个治疗方法在特定情况下没有效果，而治疗师也不具备任何背景知识，就无法了解为什么它在这种情况下无效，也不知道该如何做出合理修正、哪种方式可能更合适。一位掌握但不理解一系列可用技术的治疗师并不"知道自己正在做什么"，也不能被视为心理治疗领域的专业人士。

如今，心理动力学、认知行为学、人本主义疗法等传统心理治疗理论不再仅仅被视作一套务实的技术，而是一种对人性的理解，为治疗师的实践提供了坚实的基础。这在心理领域里非常重要，因为来访者的福祉——有时甚至是他们的生活——取决于治疗师知道自己正在做什么。治疗师需要对自己正在做的事情有信心，但如果仅以个人信心为基础，而没有任何合理的依据，这似乎既不专业也不符合伦理。例如，英国咨询和心理治疗协会在评估专业注册治疗师时，一直坚持要求申请人必须说明其实践的理论渊源，做不到这一点就得不到专业认证。然而，该协会还从来没能要求申请人证明其所持有的理论立场本身的合理性。想要做到这一点，需要业界对于心理治疗涉及什么内容、为什么有效达成共识。这样的共识涉及被一致同意的理论依据或普遍认可的心理治疗理论背景，在此基础上，才能评估某种特定方法是否能得到认证。目前，为某些存在特定问题的来访者建立"实证性的支持治疗（Empirically Supported Treatments，ESTs）"的尝试，在这个方向上还没能得到广泛发展。这种治疗仅通过与"对照组"比较有效性来评估，不考虑设定恰当的控制组所涉及的经验及概念上的困难。它意味着，无论某个方法是否真正具有合理性，都要逐一检验目前可用的数百种心理治疗方法。如果没有被学界广泛接受的专业理论背景，就不可能对合理性做出有效的判断——仅从纯粹实证的角度来看，几乎所有事情都是可能的。

在关于治疗实践的合理证明上，认证机构所面临的情况与治疗师、受训者和来访者所面临的情况几乎没有什么不同。虽然心理治疗效果研究的结果表明，我们没有任何理由只信任某一种治疗方法，但治疗师、受训者和来访者需要相信他们选择的方法。这些研究证实了，那些并不相信自己疗法的治疗师的治疗效果远逊于那些"相信"其疗法的治疗师（例如，同一个治疗师在两个案例中采用了不同的治疗方法）。另一个得到普遍认同的观点是，如果想要治疗有效，需要来访者信任所接受的疗法。

目前情况带来的另一个后果与心理治疗的法律法规有关。鉴于公众的治疗需求相当可观，同时在某种程度上他们都是脆弱的，很少有人知道心理治疗究竟涉及什么，政府应该有责任提供一定程度的指导，告诉人们什么是真正的心理治疗。一个很合理的建议是，不是任何人都能提供心理治疗服务，"心理治疗师"这个职称应该保留给合格的专业从业者。但又该由谁来决定什么是"合格的专业从业者"呢？政府机构对心理治疗几乎不了解，所以寻求专业机构的帮助是合理的。那么什么样的培训被专业机构认为是适合心理治疗师的？实习心理治疗师又需要掌握哪些理论体系？问题正是如此，专业机构难以就什么是适当的培训达成共识。对精神分析学家来说合适的，似乎对认知行为治疗流派的从业者来说就很不合适，反之亦然。在英国，不同群体的理论家之间的分歧，导致政府有时会将这个问题交给卫生专业委员会来决定——尽管他们也缺乏心理治疗的知识。2010年，英国新当选的政府直接放弃了制订心理治疗法律法规的计划。在欧洲其他国家（但并非全部），心理治疗的相关法律法规虽然得到了执行，但似乎也相当随意。奥地利承认了16种不同的个体心理治疗方法，德国承认了4种（行为治疗、精神分析、"基于深度心理学的方法"和以人为本疗法），瑞典3种（精神分析、行为治疗和认知治疗）和芬兰2种（精神分析取向治疗和认知治疗）。[1]

对于当代心理治疗行业而言这是一种危机。困难的核心在于，一方面相信和信任一种治疗方法的原则在心理上、伦理上和专业上都是必要的；另一方面，鉴于所有方法同样有效，所以没有任何令人信服的理由让人势必得选择某一种方法。于是，一切似乎只是个人的选择，这把治疗师和受训者放到了令其不舒服的位置上。人们可能只是因为意气相投而选择了一种方法，但是一旦投身这种方法后，他们会发现这个方法引导了自己的思维模式，并且与其他方法在根本上是不相容的。致力于成为心理动力学派的治疗师，意味着要从无意识的角度来思考问题，那么认知行为疗法的方法可能看起来就会很肤浅。鉴于实证研究证据，人们又必须不情愿地承认认知行为疗法也可以很有效。但这似乎成了一个他们想要忘记的反常现象。从心理动力学的角度来看，认知行为疗法是以对人性和心理困难的错误认知为基础的（认知行为疗法仍需研究"为什么能够实现治疗结果"）。而一个人在专业上越是坚实地扎根心理动力学，他就会越难接受与自己深信的理论观点相冲突的方法（举个例子，人们也许可能会说，认知行为疗法仅对症状产生表面上的扰动，但

---

[1] 有些国家区分了"心理治疗"和"心理咨询"。在英国，所有想要就这一区别的内涵讨论出一致的结果的尝试都失败了。人们很容易认同，"心理治疗师"与其他使用"心理咨询技巧"的专业人员（或志愿者）之间有差异，后者有的是在工作单位中从事心理咨询，有的是以其他专业活动为背景开展心理咨询。但是，不喜欢被称为"心理治疗师"的专业人士，可以像其他人区分"心理治疗"和"心理咨询"一样，区分"心理咨询"和"心理咨询技巧"。在有些国家，"心理治疗师"一词与个体临床心理学方面的培训有关，但这似乎只是为了悄悄地将"心理治疗"这个词局限于某类治疗方法，尤其是广为流行的认知行为疗法的临床心理学训练（值得注意的是，"心理咨询"一词最初由卡尔·罗杰斯（Karl Rogers）引入，因为当时医疗专业还没有准备好让没有受过医学训练的从业者冠以"心理治疗师"的称谓，但这并不意味着"心理咨询"与"心理治疗"有任何区别，它只是纯粹的权宜之计）。

没有处理潜在的无意识冲突）；另一方面，如果个体让自己秉持开放的态度，看到另一种视角也有可能是有效的，那么在某种程度上，他工作所信赖的原则就动摇了。

所有方法都面临相同的情况。如果你是一个人本主义的治疗师，深信人本主义的基本原则，也从研究结果中得知人本主义是有效的。那么问题在哪里呢？当然就是你办公室同一条街道上那个得到专业认证的行为治疗师。从你的角度来看，他的所作所为在理论上都是错误的，尽管那似乎很有效。那么对一个"全都做错了"的人，你应该是什么样的态度呢？他够格当得到认证的治疗师吗？然后，在这条街的更远处，还有一个信赖身体能量（bio-energetics）的治疗师也取得了不俗的成果。他得到一些身体能量机构的"认证"，但那真的算认证吗？接着，街道的尽头是一个广受欢迎、富有魅力的占星治疗师，还使用水晶来疗愈他人。人们告诉你这位治疗师的方法是多么有效，你又会怎么回复呢？

本书的初衷是对目前的情况做出可能的回应。其中一个论点是，每种疗法的有效性都不在于特定的理论和实践方法，而是提供了安慰剂效应。治疗方法的真正效果取决于来访者与治疗师之间良好的关系，取决于来访者相信这种疗法会有效，而且也许取决于来访者相信这种疗法确实有一个良好的理论基础（因为治疗工作对来访者来说必须是能够理解的）。但是，疗法是什么、是否真的有理论基础，实际上根本无所谓。根据这种观点，治疗理论或治疗方法的理论基础最多只能作为"治愈系小说"，没有什么理论是真理。换一种说法，与"没有什么理论是真实的"相反，我们也可以说"它们都是真实的"，这需要我们对后现代的思想有一些认同。根据后现代思想，不存在单一现实，只存在多个"社会建构"的现实。从这个角度来看，心理问题可能既是自我概念与有机体验不一致的结果，又是无意识冲突的表现，还是不幸的条件作用的结果，也是消极自动思维影响下的产物。

我认为，这些回应都不能令人满意，所以本书余下部分会用于寻找另一种途径。阅读了本书的早期版本的一位读者提问，这是一本关于理论还是实践的书。我的回答是，这本书最终是关于实践的，但更确切地说是关于实践可以如何被合理地论证。我认为目前的各种理论并没有为其实践提供足够的论证，而我发展出了一种不依赖于理论来思考治疗方法的方式，一套对治疗的理解。它本身就可以被称为"理论"，尽管它与人们对心理困扰的"常识性"思考方式相距不远。这种新的思考方式既允许当前的许多疗法保持原样，也提出了一些改变的建议。这与当前的许多疗法相当有效这一事实是一致的——"如果没有坏，就不要修它！"我认为重要区别在于，这种新的思维方式提供了一个至关重要的背景，以便我们理解什么是治疗以及治疗为什么有效。正如我在上文中提出的，如果没有这一点，治疗师就无法秉持对自己所做工作的合理信任，而这是好的治疗的必要条件。

本书的缘起

简单谈谈本书写作的开端可能会有所帮助。我最初接受的训练是人本主义疗法，这是一个治疗学派，如今已整合了几个不同的"分支"或"子学派"（Sanders，2012）。我所擅长的流派是一个被称为"聚焦取向疗法"的分支，它由罗杰斯年轻的同事尤金·简德林所创。多年来我一直致力于发展这一方法，也在英国东英吉利大学研究生院教授一门心理咨询课程，并逐步地将与聚焦有关的元素引入这门课程。后来，我分别在英国和中国开设了聚焦取向心理治疗培训的课程，并为这一疗法写了两本书（Purton，2004，2007）。我仍然认为很大程度上这个治疗方式为人所忽视，也隐约觉得它蕴含着解决整合各流派疗法这一问题的种子。

就治疗过程而言，聚焦取向的观点是只要来访者体验到某一种治疗过程是有用的，那这种治疗过程就是有用的；关键在于治疗师对来访者过程中的体验的始终关注。简德林的观点与后现代哲学的观点相似，即认为可以存在多种理论和多重真理，没有唯一的真理。在实践中，对特定来访者，治疗师可以使用任何最能有效地化解其心理困扰的理论。

然而，同时作为哲学家和治疗师，简德林认为总有"某些东西（something）"是理论可以回答的——并不是所有传统的理论都可以回答，而必须是治疗师与来访者双方都认可和接受的理论。这里的"某些东西"就是他所谓的来访者的"当下体验（experiencing）"。来访者的"当下体验"是他们对此时此刻的觉察，特别是对他们所处情况或存在问题的觉察。他们可以用多种方式来表达自己的体验，比如"我觉得无聊"或"感觉很沉重"。随后，治疗师可以将一系列理论概念与来访者的体验相关联，比如考虑来访者可能是因为自我价值感方面的制约而感到困扰，或被困在了自动思维之中，或者是要修通俄狄浦斯情结。用简德林的术语来说，这些都是把来访者当下体验象征化的方式；它们都为当下体验提供了语言的、概念的形式，而当下体验的丰富性则超越了概念和语言。尽管如此，当下体验对不同表达方式的反应也是不同的。

"存在一种超越概念的体验形式"这一理念对简德林的方法来说至关重要，它似乎可以提供一个基础，用来理解为何既存在许多理论，又存在一些超越理论的东西，且这些东西还是理论可以回答的。在了解聚焦取向疗法后，我深深地被它背后的哲学思想所吸引——进入心理治疗领域前，我是一名受过训练的哲学家——开始着手阅读简德林所有关于聚焦治疗背后哲学思想的著作。我还将这些哲学框架部分地纳入了自己写的关于治疗的书中。不过，在有了12年左右的从业经历之后，我对简德林"当下体验"这一概念是否真的可以实现其功能产生了怀疑。

通过电子邮件和电话，我与简德林进行了广泛的讨论，这帮我澄清了自己的想法，但也许是因为哲学受训背景（他是现象学，我是"普通语言哲学"）有所不同，我们产生了根本上的分歧。分歧点与聚焦取向治疗的实践方法本身无关，主要在于应该如何概念化这套实践方法。事实上，我认为可以在不使用"当下体验"这一概念的情况下，重新建构简德林对心理治疗实践的深刻见解。

在简德林的观点中，将注意力转向个体的"当下体验"非常重要，这与现代心理学最早的学派——内省主义——的做法没有太大的区别。然而，内省主义从未成为一种可行的心理学方法，并在后来被行为主义及认知心理学取代。我思考过这样一个事实，即这些后来的理论流派，以及不那么具有学术传统的精神分析流派，都受到了严厉的批评（当然通常都是来自后来学派的批评），它们都没能成为心理学中一统天下的唯一理论。我也思考了心理学与诸如物理学（我的第一学位是物理学）和生物学这样的科学有什么不同。在物理学和生物学中，尽管在科学发展的不同时期有很大的意见分歧，但是一些广为人知、发展完善的知识体系（如相对论或进化论）是不存在争议的。

我认为现有治疗理论都不太有希望一统天下，我想这是很多治疗师都认同的观点。目前的趋势似乎是技术折中主义和理论多元主义，但这又把我们带回这个问题，即是否存在其他替代的现实，还是说只存在一个现实——而且这种现实超越语言和概念。这两个论点都是一种引人入胜的哲学思考，但是它们似乎远远不能满足来访者和从业人员的日常关注。他们希望遵循一种有着深厚根基的知识体系的疗法，这是可以理解的，也似乎是一个至关重要的问题，关乎心理治疗是否真的是一个真正的行业。

本书的主题围绕心理治疗实践所扎根的基础。或许有人会说，终有一天能在某些哲学系统中找到这样的根基，或简德林的系统主义，或存在主义，或后现代主义。但我对此持怀疑态度，因为这些哲学立场与治疗理论本身一样充满争议。在我看来，这个基础不在任何哲学体系中，而在与我们非常贴近的事物中——并往往因为太近而被忽略——即我们对人性及个人困扰的日常理解，这才是理论能够回答的关键。

我对此的思考本身源于维特根斯坦的哲学，也在一定程度上源于约翰·奥斯丁（John Austin）和艾伦·怀特（Alan White）等普通语言哲学家的著作。我深受维特根斯坦的影响，但在这本书中，我并不会在细节上着墨维特根斯坦的哲学。维特根斯坦自己否认发展过任何哲学思想，所以他是不是一个传统意义上的哲学家都存在疑问——可能可以被称为"反哲学家"。他没有去发展某种新的哲学体系，而是提出一种特殊的实践方式：思考文字实际上是被如何使用的。哲学家鲁伯特·瑞德（Rupert Read）是这样说的："普通语言仅仅为我们提供了一种……召唤，召唤我们回到自己，诚实地问问自己，是否真的既愿意又想要以某种方式使用某个字句"。本书就是深受维特根斯坦影响下的产物，但读者并不需要熟悉维特根斯坦的哲学，或者熟悉任何哲学。它不是对维特根斯坦思想的研究，而是对其的应用。

与维特根斯坦的观点一致，我认为许多围绕心理学和心理治疗本质的问题的根源在于概念上的混淆——以为语言是以某种统一的方式运作，而实际上它运作的方式非常不同。正如我们将在本书中看到的，语言的实际使用以及因此而产生的普遍含义，往往不同于心理学家和传统哲学家尝试使用它们的方式。其结果是导致了很多混乱，而维特根斯坦式哲学家的任务不是提出新的理论，而是耐心地研究某种特定混乱是怎样出现的。以此可能产生的结果是，这个问题并不是被解决了，而是它不再出现了。这种看待事物的方式几乎不可能用普遍的一般术语来合理解释，它只能在实践中呈现：去发现有哪些混乱，如何出现的，如何解决。这意味着，不同理论之间的混淆需要以一种"一对一"的方式来解决。所以本书的第一部分致力于"批判"一些主流心理治疗学派。当然，讨论仅限于个体治疗，家庭和婚姻伴侣治疗的议题超出了本书讨论的范围。当然，除了提及的学派，还有很多不同的个体治疗流派——事实上，据说如今有超过400种治疗流派。本书只能讨论几种方法，因此对于那些发现自己所偏爱的流派没有被包括在内的读者，我深表歉意。另一方面，我也希望理解并欣赏我对这些流派的思考的读者，能把这些批判原则运用到任何其他流派中。

本书不一定要按章节顺序阅读。在第一部分中，前三章提供的是总体的方向。完成前三章后，读者就可以跳转阅读感兴趣的内容。后续章节中的某些部分确实依赖于较早章节中的材料，但至少第四章到第八章的前几节可以单独阅读。

第一部分的内容是对各种理论的批判，这些批判通常采取以下形式：

（1）考虑是否能够以常识的方式理解某个特定理论的实践，而不需要参考这种实践方法的理论基础；

（2）讨论理论混淆或不连贯的方式；

（3）讨论以何种方式忠于理论（而不是实践）必定是有害的。

在概念上讨论理论的纠结不清之处有时会变得相当复杂，但这也是不可避免的，因为混乱本身就是复杂的。维特根斯坦曾经写道："哲学会解开我们思考中的结；因此，其结论必然是简单的，但是哲学过程必须像它解开的结一样复杂。"

第二部分介绍了我提出的用来"穿越"这些困境的方法。有些读者主要的兴趣在于实践而不是理论，可能会更喜欢从这部分开始阅读。第一部分的主要目的是"消除"理论，但是对理论没有深刻印象的读者不见得想知道那些理论究竟错在哪里。在第二部分中，我将各种方法的核心常识汇集在一起，提供对心理治疗实践的综合理解。这本身就可以被看作一个"理论"，但它并没有偏离我们思考个人烦恼的日常方式。

第一部分

困境中的问题

第一章

心理治疗的效果

心理治疗的世界在过去几十年中发生了巨大的变化。在20世纪70年代初，治疗方法相当有限，仅有诸如精神分析、行为主义、人本主义和早期的认知治疗等。这些治疗流派在许多方面都各执己见：无论是心理问题的本质，还是回应这些问题的首选方式。当时，学界对这些治疗方法是否有效并没有一致的意见。在20世纪50～60年代，汉斯·艾森克（Hans Eysenck）曾认为，心理治疗的成功率不会高于"自发缓解"的比率。这个说法导致了许多关于心理治疗有效性的研究，但最初这些研究结果是相互矛盾的，一些认为心理治疗确实有效，一些则持反对意见。20世纪70年代后期，情况开始发生变化，玛丽·史密斯（Mary Smith）和金·格拉斯（Gene Glass）首次对心理治疗的研究结果进行了元分析（Smith & Glass，1977）。元分析是广泛运用于当代许多领域的一种统计方法，可以评估过往研究中相互矛盾的结果，并对其结果进行总体判断。史密斯和格拉斯的元分析结果发现，心理治疗是非常有效的。尽管存在一些对这一分析和其他早期元分析有效性的批评，但现在心理治疗研究人员几乎普遍接受"治疗确实是有效的"这一观点（Wampold，2001；Cooper，2008）。

在同一时期，心理治疗研究结果也显示，不同类型治疗的疗效大致相当。虽然时不时有这样或那样的研究发现某种形式的疗法更为有效，但当把

"治疗师的忠诚"这个因素纳入考虑时，即在研究分析中考虑到研究者本人对于某种疗法的特别偏好时，这些明显的差异就消失了（Wampold，2001）。各种不同疗法的治疗效果大致相当的这一结果，被人们称为"渡渡鸟现象"。在《爱丽丝梦游仙境》（*Alice in Wonderland*）里，渡渡鸟（Dodo-bird）在跑步比赛后宣布："所有人都赢了，都必须得到奖品。"这一想法本身则可以追溯到1936年，当时罗森茨威格在一篇探讨心理治疗疗效的论文中首先提到了刘易斯·卡罗尔（Lewis Carol）作品里的渡渡（Dodo）的故事，随着元分析统计技术的发展，罗森茨威格的观点被系统性研究证实了。

这些研究发现的一个结果，是折中主义与整合治疗的发展。更偏向折中主义的治疗师们并不关心各种治疗方法有效性的理论解释是什么，只借鉴已经被证明确实有效的治疗方法。偏向整合治疗的治疗师们试着集结一些主要治疗流派的基础理论范式，尽管这已被证明是一项非常困难的任务，因为这些范式根植于非常不同的、对心理障碍和人性的理解及概念。

因此，实证研究发展所带来的影响喜忧参半。一方面，它们消除了早期对治疗究竟是否有效的怀疑，也减轻了早期存在的"哪种治疗方法更可取"意识形态上的紧张对峙。这种对峙曾导致了激烈的争论，即"对立阵营追随者之间的互相厌恶以及幼稚的口角争论"（Norcross，2005）。正如库珀和麦克莱德所说，这样的"流派主义"可能不利于整个心理治疗行业的发展。

另一方面，研究结果使治疗师更难忠诚于任意一种特定形式的治疗。这在临床上和理论上都很重要，不仅是研究人员偏向于某种疗法会导致研究结果出现偏差，正如人们会预料的那样，治疗师是否忠诚于某种特定的方法也会造成治疗方法有效性的显著差异（Wampold，2001）。我会在下文中予以讨论，两难困境在于，虽然有强有力的证据表明治疗师"相信"自己的方法很重要，但也有强有力的证据表明任何一种方法都不比其他方法更好。本书的目标之一，就是找到穿越这一困境的方法。

或许在一开始就强调心理治疗如何有效是值得的。用统计术语来说，心理治疗的效果量（effect size，用来测量治疗方式与来访者的正向改变之间的相关性）大致为0.8，这意味着接受治疗组的"成功率"达到了69％，而没有接受治疗组的"成功率"为31％（Wampold, 2001）。[1] 这一效果量明显大于许多医疗和外科手术的效果量（平均为0.5）（Cooper, 2008）。如果某种心理治疗的效果量为0.5，则意味着接受该种治疗的成功率为62％，而其他疗法的成功率则为38％。另一个有用的比较是，抗抑郁药（与安慰剂相比）的效果量约为0.3或0.4（Vöhringer & Ghaemi, 2011），尽管学界对这些估计是否过高（Kirsch, 2009）存在争议。某些治疗程序有时会报告称效果量大于0.8，但是在生物学和社会科学中很少有这种量级的效果量，期待在心理治疗中有这样的结果也非常不合理。总之，可以说与任何一种治疗心理障碍的方法相比，心理治疗的效果几乎都是大致相当的。

鉴于"渡渡鸟现象"已经确立，现在让我们谈一谈不同形式心理治疗之间的有效性比较。这个发现令人惊讶，因为主要的治疗流派在哲学背景、理论和实践上都有着非常显著的差异。对这一发现的某个回应是，尽管治疗流派存在差异，但也存在许多共同因素，正是这些因素促发了治疗真正的有效性。研究已经指出了一些共同因素（Orlinsk, 1994；Bohart & Tallman, 1999；Hubble, 1999；Wampold, 2001；Cooper, 2008）。它们包括：

（1）与来访者有关的因素，比如来访者是否期望治疗有效，以及来访者是否愿意改变；

（2）与治疗师有关的因素，比如治疗师是否有同理心、不评判，以及治疗师是否相信自己的治疗方法；

（3）与治疗师和来访者之间的相互作用有关的因素，比如他们是否就其应该达到的治疗目标和任务达成了一致的意见。

---

[1] 效果量被定义为结合实验组平均数与对照组平均数间的标准差数。

鉴于这些发现，有一个关于心理治疗的观点是，治疗的有效性并不来源于任何具体的技术，而是来自几乎所有形式疗法共有的一般情境。这个一般情境是由我刚才已经提到的因素构成的，比如治疗师和来访者之间良好的工作关系，以及来访者对治疗有效性的评估。杰罗姆·弗兰克（Jerome Frank）发展了这种观点并做了详细的描述，他的著作《说服与疗愈》（*Persuasion and Healing*）在1961年首次出版，远早于"渡渡鸟现象"的研究。弗兰克认为，心理治疗是传统疗愈方法的现代版本，来访者与治疗者的关系以及来访者对疗愈过程有效性的信任至关重要。在弗兰克看来，有效心理治疗的基本组成部分是：

（1）与治疗师建立保密的、充满情感的关系；

（2）一个疗愈性的环境（用现代的说法就是治疗师的咨询室），在这个环境中来访者相信治疗师可以为其提供帮助；

（3）针对来访者面临的困境所提供的治疗原理阐述；

（4）基于该治疗原理的治疗操作，这需要治疗师和来访者双方积极参与（Frank & Frank，1991）。治疗原理不一定要以科学证据为基础，除了被治疗师接受，还需要与来访者的态度、假设和世界观相符，或至少来访者必须被说服，最终相信它是"真的"。

弗兰克提出，不仅心理治疗的实践符合这些疗愈的条件，过往及现代各种形式的宗教性疗愈也符合这些条件。在弗兰克看来，心理治疗与其他形式心理疗愈的不同之处在于，心理治疗的原理阐释以心理学理论的形式呈现。只要它为治疗师和来访者所做的工作提供了理论基础，采用哪一种理论都没有关系。至于理论是否真实，理论中假定的实体与过程（如无意识，认知模式，刺激—反应链）是否真的存在，则毫不相干。弗兰克用理解神话的方式来理解心理治疗理论，用理解仪式的方式来理解心理治疗实践：

治疗师和病人对同一"治疗神话"的坚持，在他们之间创造了一个强大的纽带。通过激发对帮助的期待，神话和仪式使病人得到治疗，其本身就能强有力地鼓舞病人的士气，缓解他们的症状。

数学家和心理治疗研究者布鲁斯·瓦姆波尔德（Bruce Wampold, 2001）将这种观点称为"治疗的情境模型"，因为它将治疗的有效性归因于一般情境因素而不是特定的治疗程序。他将这一模型与"治疗的医学模型"进行了对比，后者认为应该基于对某种心理障碍本质的理解，采用某种具体的疗法来治疗可识别的障碍。许多心理治疗学派采用的是后一种思维方式，比如，认知行为治疗师将来访者的障碍视为适应不良的信念，并使用技术（比如重构）帮助来访者以一种更具适应性的方式看待事物。精神分析师视无意识冲突为心理障碍潜在的本质，并用自由联想和诠释技术来让无意识意识化。根据治疗的医学模型，治疗师需要对来访者的问题有一个很好的理论认识，这样才能以一种适当的方式使用治疗技术，处理来访者的主诉。

瓦姆波尔德详细查看了研究文献，探索心理治疗是否证实了以上某一种心理治疗模型。他的结论是，几乎所有的统计学证据都支持情境模型，而不是医学模型。这是一个令人印象深刻的结论，因为弗兰克提出过一个类似的、很具吸引力的观点，即将心理治疗视为传统疗愈形式的变体，而瓦姆波尔德则完全依靠典型的医学模型研究方法——定量研究方法——展现为什么这个模型必须被摒弃。弗兰克理论的瓦姆波尔德版本说的是，有效的治疗首先落笔于与治疗师建立良好的"治疗关系"或"工作联盟"，这包括：

（1）来访者与治疗师的情感关系；
（2）来访者与治疗师合作完成工作的动机和能力；
（3）治疗师对来访者的共情回应和投入；

（4）来访者和治疗师关于治疗目标与治疗任务的约定。

"治疗关系"是心理治疗文献中最常被提及的共同因素（Grencavage & Norcross，1990；Wampold，2001），这似乎与弗兰克的第一个和第四个条件（情感关系和积极合作）大致对应。第二个共同因素是"期待"效应，即来访者认为他们得到的治疗方式有可能帮到他们。这似乎涵盖了弗兰克的第二个条件（在一个疗愈的环境中，在这个环境中来访者相信治疗师可以为他提供帮助）。第三个共同因素是"治疗师的忠诚"，即治疗师对自己的疗法有效性的忠诚度（Wampold，2001）。这似乎与弗兰克的第三个条件有很大联系。

因此，瓦姆波尔德的结论是，研究已经确定疗效主要源自几个共同因素："治疗关系""来访者的期待"和"治疗师的忠诚"。这并不意味着治疗中就没有理论或"原理"，"渡渡鸟现象"的关键点在于理论的细节并不重要。需要有一个理论，因为如果没有，来访者的期待和治疗的忠诚将失去关注点，而且无法形成与治疗目标有关的工作联盟。

有一种方式可以用来表达这个立场，即基本上心理治疗起效的方式与医学领域安慰剂的起效方式一样。安慰剂的有效性似乎取决于医生与患者之间富有人性的联结、来访者对安慰剂的信念或信心，以及医生对安慰剂会起效的信心。至于安慰剂里装的是什么，则无关紧要。类比到心理治疗，只要治疗师与来访者有很好的关系且来访者相信将会得到帮助，几乎所有的理论（及其相关实践）都可以有疗效。与传统观点相比，就理论在心理治疗中的位置而言，这是一个非常激进而又不同的观点。

理论在心理治疗中的地位

瓦姆波尔德（2001）写道：

　　心理治疗确实是有效的，但并不是以人们所预期的概念化医学模式的方式……或许正如杰罗姆·弗兰克所暗示的，心理治疗确实是一个神话，由弗洛伊德所创立，并因人们对它的相信而维持。无论如何，这是一个有价值的神话，应该被尊重、珍惜和滋养——而不是被塞到医学领域，受到令人窒息的"压制"。

　　这一观点提出了几个重要的问题。就如上文已经讨论过的那样，有强有力的证据表明，治疗师必须忠于或相信自己所采用的治疗方式。然而，根据"渡渡鸟现象"，我们没有理由偏爱任何一种理论。瓦姆波尔德（2001）对这个困境的回应是，依据情境模型（治疗师认为治疗效果取决于治疗的一般情境，而不是特定因素）来工作的治疗师应该促进对治疗的信念，即使是从不同的水平出发。情境模型的治疗师们能理解，治疗情境和来访者赋予体验的意义很重要。一位人本主义的治疗师可以使用系统脱敏技术并相信其疗效，是因为治疗师明白最重要的是来访者的信念，即他相信治疗师将以热情、信心和忠诚来帮助他进行系统脱敏。在情境模型中，以下等式是成立的：来访者的信念＋治疗情境＝治疗师的信念。

　　这个观点很有独创性，但它似乎导致这样的结论，即治疗师可以采用与来访者信念一致的任何形式的治疗。比如，治疗师可以不考虑某种方法中是否存在任何真理。用瓦姆波尔德的方式，诸如神经语言程序学（Neuro-Linguistic Programming，NLP）或眼动脱敏再加工（Eye Movement Desensitization and Reprocessing，EMDR）这样的治疗方法似乎都行得通。但是可行的限度在哪里呢？如果来访者觉得占星术是一个很有用的思考框架，那么治疗师应该赞同他们的看法，积极参与占星咨询吗？还有其他非标准的治疗形式，每一种都有追随者（Singer & Lalich，1996），这些疗法中可能有很多是有效的。事实上，鉴于治疗情境模式给出的证据，我们可以相当确定它们将会有效，甚至满足实证支持疗法的标准。瓦姆波尔德提到一种治疗形式据报告是有效的——"身体能量疗法"，但他同时写下了极具讽刺意味的评论："幸运的是，没人对身体能量疗法进行临床测试，不然它可能就通过实证支持疗法的标准得到认可了。"

瓦姆波尔德似乎认可了一种宗教版本的认知疗法，为"基督徒提供宗教性理解的治疗过程，并采用宗教比喻的程序，利用宗教观点来驳斥不合理的信念"。他说："宗教比喻的基础不在心理学中……但是，在更高的层次上，治疗师意识到自己的理念与来访者的态度和价值观兼容很重要，因此为认知技术披上宗教的斗篷可能是有治疗性的"。另一方面，他坚持认为：

> 情境模型并不意味着心理学家可以使用任何治疗方法……心理学家应该寻找只基于心理学原理的治疗方法，从而使其具有一致性和说服力。也就是说，理论方法和与之相随的技术必须与心理学知识相一致……EMDR 已经满足实证支持疗法的许多标准，但它涉及快速眼动，其令人将信将疑的基础来自神经生理学。由神职人员、神秘学从业者、激励演说者实施的干预措施可能也是有效的，甚至和心理治疗一样有效。然而，这些治疗方法在心理治疗的领域中是得不到允许的。

这样看来，瓦姆波尔德的立场是：只要来访者相信，那么任何形式的治疗都可能有效，但是只有符合或基于广为接受的心理学知识的治疗才能算作心理治疗。然而，后半句中的条件似乎只是一个口头警告。从来访者的角度来看，只要治疗有效，是不是被称为"心理"治疗又有什么关系？

另一个解决方法如下。研究证据显示，治疗师必须对自己的疗法具有充分的忠诚。对情境模型治疗师而言，这就意味着要忠于瓦姆波尔德提出的"方程式"中所描述的原则——"跟随来访者的信念"。然而，研究结果也指出治疗联盟以及治疗师和来访者就治疗目标和方法达成共识的重要性。在我们所讨论的工作方式（比如说，占星术）中，治疗师和来访者之间并没有达成一致共识——来访者相信的是占星术，治疗师相信的是"跟随来访者的信念"。如果两人开诚布公地讨论，就会很快体现出彼此间的巨大差异，就像人本主义治疗师与相信系统脱敏价值的来访者之间的差异一样大。瓦姆波尔德的"方程式"涉及的这种承诺，不是治疗实践可以遵守的承诺。有人可能真的认为，只要来访者相信，任何一种治疗方法都可以起作用。但是，治疗师只能把自己和来访者共有的信念运用到治疗之中，而不是硬生生地相信某些信念。若是如此，那我认为瓦姆波尔德的立场存在根本上的前后矛盾，显示了他的游移不定——一方面试探性地赞同某些非标准化的治疗，一方面又拒绝接受它们。

所谓的"安慰剂效应"似乎至少包含三个相互关联的因素：

（1）病人对治疗有效性的信念；
（2）医生与病人之间的信任关系；
（3）医生对安慰剂有效性的信心。

正如前文讨论到，这些因素之间有一些矛盾，因为病人相信的与医生相信的实际上是不同的。尽管这种矛盾在医学上可能"糊弄过去"［不过当代"知情同意"的伦理标准（Shapiro & Shapiro，1997）］令这种矛盾越来越难以应付），但很难看出心理治疗可以怎么"糊弄"——研究证据显示，治疗师与来访者就治疗目标和方法达成一致对治疗效果起着重要作用。

对弗兰克—瓦姆波尔德关于治疗有效性观点的第二条驳斥是，一些有效的治疗形式并不涉及人际间"治疗情境"。有很强有力的证据可以证明这一点（Prochaska，1994；Norcross & Aboysoun，1994; Bohart & Tallman，1999)，即自助治疗常常是有效的。比如，使用自助类书籍和计算机治疗程序，以及符合"常识"的一些做法，比如，写日记、简单的"静坐"，或者就自己所面临的困难沉思冥想。简德林的"聚焦"程序是自助治疗的一个极佳例子，它最初是依据来访者为中心的治疗方式设计的，并且在聚焦取向疗法中具有核心地位。这些例子说明，任何对心理治疗有效性的合理解释，都需要理解并认可各种形式自助治疗的存在及其有效性。重要的不仅是治疗师与来访者之间的人际"疗愈情境"及来访者对这种情境的相信，还有来访者和治疗师共同参与的实践。

这就把我们带到了弗兰克和瓦姆波尔德的第三个困难，即有些时候我们的确可以看到治疗过程是如何工作的。比如，治疗师用暴露技术来治疗创伤性恐惧症，来访者的焦虑也的确逐渐减少，我们很难相信这些只是安慰剂效应。不可否认，通过渐渐"习惯"最初令人警觉的情况，来访者确实会适应这种情况，从而不再以焦虑的方式做出回应。这似乎与运用EMDR之后来访者体验到焦虑减轻有很大不同，EMDR可能是有效果的，但似乎当EMDR产生效果时，人们会感到惊讶。有迹象表明，眼睛的移动并不重要（Cooper, 2008），效果更可能在于左脑和右脑半球功能的整合。尽管如此，我们仍可能会怀疑它是一种安慰剂效应，但是并不会去怀疑人们对渐渐习惯了的情况的轻松感——这对人类来说太习以为常了，不需要多加解释。当然我们也可以了解神经系统层面发生的状况，我将在第三章进一步讨论这个问题。我想通过以上例子说明，有些疗法的疗效不能简单地用"人们相信它"或者"治疗双方关系好"来解释。

同样，当来访者反思自己的感受，思考实际情况以及自己在这些情况中的反应，尝试几种不同方法，最终承认事实是"自己在嫉妒"，并在之后的生活中做出重大改变，那么把所有这些都归因为"安慰剂效应"是不合理的。我们可以用理论术语来理解这个过程，称之为"把无意识意识化（弗洛伊德）"或者"变得更加一致（罗杰斯）"，这一过程很显然也包括人们在治疗之外进行反思和自我审视，或者也可以称之为来访者克服了原先的自我欺骗。但是，若要说治疗后的这些有益结果都是安慰剂效应，似乎也过于荒谬了。

第四章和第五章将进一步讨论这个问题。需要再次强调，提出这些例子，只是为了清楚地指出有一些有效的治疗方法不只是因为来访者怀抱希望和期待，也不只是"治疗关系"和"治疗师忠诚于治疗原理"。

一个后现代的替代选项

简而言之，瓦姆波尔德的看法和弗兰克一样，认为心理治疗理论应该被看作疗愈神话。这些神话为来访者提供了一些有帮助但不能被视为科学真理的图景，让他们以此为自己的困难构建框架。而且，只有当治疗师也忠诚于一样的神话框架，它们才会起效果。简单来说，这些理论为来访者的困难赋予意义，但它们并不是真的——没有一个是真的。这里所谓的"真"，指我们认为是真理的科学理论，比如地球是一颗行星、物质由原子组成或进化论，我们不会认为这些理论只是吸引人的神话。

在一些治疗师最近的著作中，有一些有趣的替代神话观点的看法。他们赞同后现代的观点，将这种方法称为"多元主义的治疗"，即认为不只有一个现实。这一观点开启了这样一种可能性，即严格说来所有的理论并不都是假的，它们都是真的。这两种说法之间的差异可能并不像最初看起来那样大，或许弗兰克的某一位追随者想说的是："虽然没有一个理论是真的，但它们都可以像神话或诗意般的真实"。然而，我认为后现代治疗师们想说的恰恰相反——所有的理论都是真的，只不过真相并不唯一。

在霍兰德斯（Hollanders）之后，库珀和麦克劳德（2011）批评了所谓的"学派主义"，即属于某个学派的治疗师倾向于捍卫自己学派的真实性，猛烈地攻击其他学派的"错误"。他们认为，在后现代哲学的框架内，对心理障碍本质的理解并不存在单一的"真相"，也不存在所谓帮助来访者的最佳方式（Cooper & McLeod, 2011）。他们不以任何特定的治疗理论为中心，而是提出应该以来访者的目标为中心。他们的治疗方法是，首先与来访者讨论想要从治疗中获得什么，以及来访者喜欢治疗师采用什么样的方式与其工作（比如，喜欢指导式的还是非指导式的）。然后，治疗师采取他们认为对来访者有帮助的任何一种理念和方法（可能来自任何治疗学派），并且每次都与来访者一起讨论，了解来访者对正在开展的过程是否感到满意。

我觉得这个方法颇有值得讨论之处，因为蕴含着一种很强的常识内涵。事实上，我认为库珀和麦克劳德所倡导的一般原则并不限于治疗实践。在从事任何一种助人工作时，都需要先澄清人们想要的是什么（在过程中或许会发生改变，我们也允许这样的情况发生），找到来访者舒服的工作方式。如果吉他老师在开始教学之前先与学生进行讨论就会更好，了解学生的兴趣是古典吉他还是弗拉门戈吉他，是主要想学习和弦用来伴奏，又或者对这些都不了解，只是想要一些广泛的一般性指导。

所以，在帮助个体从事某项活动之前，我们需要澄清他们想要的是什么，以及他们喜欢什么风格的帮助，这似乎是一件非常常识性的事。如果有人对此提出怀疑，我会觉得很难回应；事实上，如果有人提出在帮助他人时，最好不要弄清楚对方的目标是什么，也不要为对方调整风格，那么我觉得这直接意味着不愿意理解对方。本书中的"常识"指的是一些原则或想法，或者每个人都会接受的思维方式。这些原则不是"绝对真理"——总是会存在让某些原则不再适用的特殊情境，或者某些看似没有任何意义的事有了意义。在没有特定故事背景的情况下怀疑某个原则是不恰当的，换一种说法，原则在通常情况下是站得住脚的，所以当它站不住脚时就需要一些特别的解释。库珀和麦克劳德所表达的原则，在我看来就具有这种"常识"性质。

多元主义的内容显然与治疗实践、操作和干预方法有关。各治疗学派有各自的治疗程序，多元主义认为只要对来访者有帮助，就可以使用其中任何一种方法，这似乎是一种令人钦佩的常识。但是在与各个学派有关的理论中，这一点却并非如此显而易见。就如霍兰德斯（1999）、库珀和麦克劳德（2011）阐述的，这些理论中包含着差异巨大的哲学和心理学假设。心理动力学治疗师思考的是"无意识心智"，涉及弗洛伊德所说的"令无意识意识化"。然而，行为、认知和人本主义的治疗师并不"相信"无意识心理。同样，认知治疗师认为，心理障碍是由功能不良的思维引起的，但是行为导向的心理学家、人本主义治疗师和心理动力学治疗师不相信这一点。

　　从常识角度来看，这些分歧都与"什么是真的，什么不是真的"有关，而且认为各种不同的理论不可能都是真的。然而，在连接这些观点时，霍兰德斯（1997）引用了科学史学家托马斯·库恩（Thomas Kuhn，1970）的立场，他认为科学理论并非直接来自观察和实验，而是部分受到个人、社会和经济的影响。这导致一些作者提出，既然理论是人建构的，那就没有理由反对其他的建构也有可能成立，且并不存在唯一的真理。正如霍兰德斯、库珀和麦克劳德都注意到的那样，我们也能在社会建构主义和后现代主义的哲学传统中找到这种观点——"并不存在单一、明确的真理……（Derrida）"对于诸如雅克·德里达（Jacques Derrida）这样的后现代思想家而言，所有的知识最终都以语言的形式呈现，这就意味着我们永远无法看透事物"真正"的本质。

　　然而，以社会建构主义或后现代哲学为基础来解释心理治疗的整合是很困难的，这些思想传统本身就像哲学（Hacking，1999）一样具有很大争议（Sharrock & Read，2002）。用后现代哲学或许确实可以解决"不同心理治疗理论如何'都是真实的'"这样一个问题，但是这就又把我们带到了形而上学层面的相似困境中，即在选择理论时应当采用哪种哲学立场。人们不可能既是后现代主义者，又是波普尔（1959）的追随者（认为科学朝单一真理的方向发展），同时还是大卫·库珀（2002）或尤金·简德林的追随者。如果我对简德林的理解是正确的，那么他认为存在单一的真相，尽管不能以概念的形式来表达。那么我们是否应该继续考虑再上升到形而上学之上的层面来讨论呢，这样一来所有这些不兼容的哲学也都可以被接受？

　　此处，我关心的并不是在哲学或形而上学意义上讨论后现代主义或"真理"的本质，这将使我们远离本书的着眼点。不过，我想就库珀和麦克劳德推崇的观点说上几句，那就是"可以存在'许多真理'"。例如，我们可以接受精神分析理论眼中的真理，以及认知理论、行为主义理论、人本主义理论所认同的真理。 库珀和麦克劳德（2011）谈到，人们无法做到把所有这些理论都接受为"不变的唯一真理"，但是如果人们能"轻盈地持有"这些理论，它们就可以同时被接受。这让人联想到卡尔·罗杰斯的观点，他认为理论是"可变且不断变化着的尝试，就像用纤细的游丝编织出一张包含着可靠事实的网"。

我认为这个观点很难理解，因为它确实不符合大多数科学分支对理论的认知。比如，现代生物学接受达尔文的进化论，认为这是对物种起源的真实描述。同样，现代物理学接受爱因斯坦的相对论，认为这是物理世界真相的重要组成部分。这些理论并没有被视为绝对真理，且永远不容修改——多的是先被笃信后来又被丢弃了的理论。然而，当代科学家的确相信并接受这些理论的真实性。这些理论根本就不像"游丝"，反而是相关领域内大部分工作的基础。这看起来是矛盾的，但如果我们以常识性的方式来理解"真理"，它就不矛盾了。生物学家说进化论是真的，他们的意思是进化论为生物学思想提供了一个总体框架，可以用它来解释众多生物学上的事实。他们把这个理论视为理所当然，因为它非常好用，也还没有出现其他足以替代它的理论。简而言之，这是一个已经证明了自身价值的理论，所以生物学家们可以相信它。"真实"就其常识性用法而言，确实是与"信任"联系在一起的（它也在语源学上与之相关）：一个真的朋友就是可以信任的朋友；如果木匠可以信任自己的木工尺，那么他的木工尺就是真的；如果我们告诉别人某件事情是真的，表达的其实是"你可以信任我说的话"。这和只能承受点滴重量的"游丝"是相悖的。当你说某件事情是真的，也就是在说你可以依靠它，它可以承担千钧之重。

我认为心理治疗的理论很多时候也是这样的情况。精神分析学者相信弗洛伊德的无意识心智理论，意味着他们是以这样的方式来思考的，觉得这个理论非常合理，可以解释许多心理现象，而且其他理论不如它解释得那么好。这个理论能为他们理解人类生活（比如艺术、文学和宗教）提供更广泛的洞见。他们基于这个理论来看待自己的临床实践，当遇到了难以解释的情况，他们要么怀疑这个情况是否真的发生了，要么思考如何修改或延展理论，从而解释这一新发现。他们不质疑整个理论是否为真，但这并不意味着永远都不会质疑它。这与进化论或现代物理学是一样的。最近，一些物理学家发表了自己的实验结果：与相对论所坚持的相反，一些亚原子粒子的速度可以比光速更快。物理学家们对此的反应既不是"相对论只是根游丝，我们可以丢弃它了"，也不是"相对论是终极真相，这些实验结果必然是有缺陷的，可以忽略"，而更像是"我虽然不太相信这个结果，但是既然实验过程很严谨，那就值得好好地研究一下"。

我们对"真实"这个概念有一种常识性的理解，所以当治疗师们说他们的理论是真的——比如弗洛伊德说心理障碍是由无意识冲突导致的（或认知治疗师说心理障碍是由功能不良的想法造成的）——我们是可以理解的。人们可以认为这样的理论是真的，信任它，依靠它，围绕着它进行思考，同时也不承诺会永远秉持它。这个认同的过程往往以如下节奏发展：先是听说这个理论，发现它似乎是合理的，于是与其他人讨论，意识到有一些反对言辞毫无根据，接着参加一些培训课程（这些课程已经假设这个理论为真）和专业研讨会——与会的所有人都接受这个理论的基本真实性。这有点儿像加入某个团体的过程（Purton，1991）：个体被某个专业群体吸引，群体中的大家都以某种特定的方式看待事物。其与邪教的区别，取决于是否对来自内外部的、言之有理的批评持开放态度。大多数物理学家对"某物比光速还快"的结论是高度怀疑的，但他们并不只是拒不理会。

我认为，要回答"是否所有治疗理论都是真的"这个问题，需要坚持对何为真理的常识性理解。库珀和麦克劳德在两种认为"所有治疗理论都是真的"的理解方式之间艰难地徘徊，其中一种是"游丝"的方式，认为：我们可以说这些理论都是真的，只是当这样说时，要"轻盈地持有"所有这些想法，并且可以从任何理论中汲取"对来访者或许有用或无用的内容"（Cooper & McLeod）。另一种理解建立在后现代主义哲学基础上，认为社会建构存在多种现实。这一哲学立场存在争议，而且其观点也不如它自己所认为的那么新颖——整个哲学史一直存在着有关真理的"相对主义"，比如公元前5世纪的希腊哲学家普罗塔哥拉（Protagoras）认为"人是衡量一切事物的尺度"。无论"后现代主义"和"社会建构主义"今后的命运如何，这种讨论围绕的中心都不是常识性的概念。对后现代主义的讨论与某些形而上学层面的特定世界观是否为"真"有关，但与治疗师们所关心的问题无关。

治疗师关心是否可以在实践中接受这些真理，比如同时接受精神分析（心理障碍源自压抑）、人本主义（心理障碍源自自我概念和有机体体验之间的不一致）、认知学派（心理障碍源自功能不良的思维）及行为主义（心理障碍源自条件作用）的观点。在我看来，如果我们以日常的方式理解"真理"这个概念，那么回答就必然是"不能"——你没法同时接受两条及以上的理论、信任它们、视之为理所当然、以这些理论思考问题、习惯性地把临床经验与这些理论进行关联。那么，治疗师不能星期一是精神分析学派的，星期二是行为主义学派的吗？我认为不行，就好像不会有哪个球迷今天是A队的支持者，明天是B队的支持者。如果有人这么做，那么他根本就不能算球迷，他根本就没把足球当回事儿。所以，就"真"的常识层面意义而言，治疗师不能同时认为精神分析理论和行为理论都是真的。

身份认同和承诺的议题

"多元理论"这个概念的困难不仅在于认为所有这些理论都是真的，还在于有更多实践层面的意义与"治疗师的忠诚"有关。如前所述，"治疗师的忠诚"是治疗有效性的一个非常重要的因素，戴夫·默恩斯（Dave Mearn）

和布赖恩·索恩（Brian Thorne）写道（2007）：

> 当阅读英国咨询与心理治疗协会名录中的一条记录时，我们
> 感到很震惊。一位从业者将自己描述为精神动力学、人本主义、完
> 型和理性情绪行为主义治疗师——或者还加上了一些其他不太可
> 能组合起来的标签。我们甚至无法想象这种自我描述指的是什么。
> 这是否意味着治疗师将所有这些方法以令人惊讶的方式整合或折
> 中在一起，还是表示在某一天的某个小时她用了某种治疗方法，下
> 个小时她用的是另一种方法；又或者对一个来访者用精神动力学
> 的方法，而对下一个来访者用人本主义……治疗师的深度和一致
> 性至关重要。有的时候，治疗师会接收到各种不同的、甚至是戏剧
> 性的要求，而他们扎根的深度将会为其工作带来连贯性和稳定性。

在实践中这个议题很重要，因为它承载着治疗师的身份认同和承诺。正
如萨斯（Szasz, 1974）所说："竭力为所有人做所有事的治疗师，对他自己
来说可能就什么都不是；他没有与任何一种特定的心理治疗方法'合二为
一'"，霍兰德斯（1999）则试图通过提出"身份认同和承诺不需要被限定在
单一学派"来回避这个困难。用多元主义的视角，"有承诺的从业者不会坚
持某种单一做法，而是谦卑地接受各种不同系统的有效方法。他们的承诺不
针对某个学派，而是针对整个治疗本身。"霍兰德斯随后引用了普罗察斯卡
（Prochaska, 1984）的观点，认为有承诺的从业者关注的中心是："哪种方式
在治疗中是最好的？可以为来访者、同事和学生们提供的最有价值的模型是
什么？可以如何帮助来访者实现更美好的生活？"然而，"最好的治疗方法
（等等）"与我们所相信的"有关人性的本质和来访者烦恼的本质"的真理密
切相关。对于用哪种方法对待来访者是最佳的（如是指导式还是非指导式，
情感上亲近还是疏远），不同流派的治疗师有着非常不同的见解，这些差异

植根于他们所遵从的不同理论。

我并不反对治疗师（如同科学家一样）应该谦卑地坚持自己的理论——这个观点有其可取之处——前提是这意味着他们承认自己的理论有可能是错误的，也承认对手的理论有可能是对的，这很重要。但是，这种谦卑与信任某一特定理论（并相应地不信任其他理论）是相容的。说"这个理论为真"，并不是指它不可能出错，而是目前为止还没有错。"确信某样事物"是一种主张，人们可以在信任的同时意识到也有可能被辜负。库珀和麦克劳德（Cooper & McLeod）处理"承诺"这个议题的方式是提出多元主义，但他们倾向于在理论的多元主义和实践的多元主义之间游移。他们写道："可以鼓励受训者自信和自豪于自己所做的工作，同时也看到其他方法在实践中的价值"。这番言论无可非议，但就不兼容的理论而言，又如何能坦然说出类似的话呢？比如，我认为大多数人本主义治疗师和认知行为治疗师都真心认为精神分析从根本上是错误的，甚至在某些方面是有害的。

库珀和麦克劳德看到了自己对多元主义的承诺也是自相矛盾的：他们的承诺是对多样性和差异性的褒奖，但那种承诺"很大程度上是不可协商的"。我认为他们之所以加上"在很大程度上"这一定语，是为了方便在某个时候修改自己的价值观，尽管他们目前还无法想象这一点。若是如此，那么我看不出他们的立场与那些承诺于诸如精神分析立场的人有什么根本差异。在这两种情况中，都有对某些对象的承诺，这些对象最后都有可能是错的，但这并不存在什么矛盾之处——对任何承诺都是如此。

小结

表达我的结论的一种方式是，在"所有治疗理论都是真的"这句话中，可能存在一些后现代主义哲学意义上的"真实性"。但是无论如何，由这个想法带来的理解在哲学上会产生争议，而且争议可能会持续存在。另一个说法是，所有理论都可以在不同的意义上是真的，人们可以从中获得有用的想法和见解。这似乎也是不可否认的，但与"所有治疗理论都是真的"这一说法有非常大的差异。正如我在上文中试图呈现的那样，这一说法还值得更多地讨论。无论如何，认为所有治疗理论都是真的，这令我难以置信。

我们似乎很容易得出以下结论：最终只可能存在一个真理。它或许是目前人们正在思考的理论，或许是尚待发展的理论——推测尚未发展的理论毫无意义，所以看来我们只剩下前者值得讨论了。这似乎在表达，这些理论中只有一种走在正确的轨道上，只需不断改良直至完美。我想，致力于心理动力学理论的学者们会说，心理动力学理论就是真理，其他学派的理论家也有类似的想法。折中主义治疗师和一些多元主义治疗师当然没有一个整体性的理论，还有一些其他多元主义治疗师似乎忠诚于后现代主义，把它作为真理（虽然这个理论与其他的理论相比处在不同的层面）。

我不认为某一种理论成为至高理论的可能性可以被完全排除；心理治疗理论可能会往一个非常意想不到的方向发展。但鉴于目前的立场，我确实认同库珀和麦克劳德（以及许多其他人士）对接受目前理论中的任意一个为至高理论持怀疑态度。所以我们得出的结论是，目前的理论都不太可能是那个唯一的真理，也不能说所有的理论都是真的。这就使我们又回到了弗兰克和瓦姆波尔德的立场，除了神话层面的含义，所有的理论都是假的。

大多数治疗师已经在一定程度上同意这一结论了。我们假设——确切的数字并不重要——大概有五分之一的治疗师是整合的或多元主义的，五分之一是心理动力学，五分之一是人本主义，五分之一是认知取向，还有五分之一是行为取向。整合式、多元主义的治疗师不相信心理动力学理论或任何其他理论，不认为任何理论在"真正"的常识意义上是真实的。心理动力学治疗师不相信认知、人本或行为理论，而其他治疗师也不相信别的三种理论。每种理论都有各自拒绝的特定人群，并且其数量都很庞大。

我同意大多数治疗师的观点，认为所有的理论都应该被拒绝。不过，我拒绝接受的理由，与那些致力于某种特定学派的治疗师们拒绝其他学派理论的理由相差甚远。精神分析学家拒绝其他理论，主要是因为它们与精神分析理论不兼容，认为只有精神分析理论是唯一的真理论——所有其他学派的治疗师也是如此认为。在本书中，我的讨论不会基于"任何特定理论为真"——我不认为所有理论中只有一个是真的，相反我认为它们全部都是假的。于是，就会出现这样一个问题：是否还存在任何理解和缓解心理障碍的可能性。我的答案是：有理解的可能性，但不需要用到任何现有理论，常识和普遍的思维方式已经足以帮助我们深入所需要的"理解"了。常识可能需要根据临床经验、社会学或神经科学等其他学科的发现进行一些延伸或修正，但治疗的基本框架不需要超出常识。我们可以拓展关于人的日常思考方式，并在一定意义上发展新的治疗思维，但不需要以"无意识心智""有机体验""条件作用"或"功能不良的思维"等理论来代替常识性的思维方式。我认为，这些理论概念在根基上都是有缺陷的，因为它们所属的理论本身是不连贯的。

站在这一立场上，我会推荐一个可能会被认为是"低水平"或"接近常识"的理论，这个理论会组织和定位一些各种心理治疗学派中已经存在的常识性思想。我认为，虽然必须拒绝已经发展出的各个学派理论，但每个学派都蕴含着一些可以保留的、合理的、常识性理解的核心内容。这些常识性的"核心理解"可以被组织到一起，整合为一种"低水平理论"。为了进一步澄清，我要在下一章中讲一些关于理论性质和"常识"的内容，同时说明理论之所以不能令人满意的主要原因。

第二章

理论与常识

理论、规律和解释性的画面

理论与事实是不同的，虽然两者之间的分界线可能很模糊：比如，地球围绕太阳旋转的理论已经成为公认的事实。有时候，曾经被人们接受的事实可以被一个新理论推翻，比如"地球是平的"。人们会说，"但这只是个理论"或"进化论不是理论——它是事实"。有时候，人们把"理论"一词的含义与"假设"大致等同，但是我们需要区分两种假设，一种有关"在这个世界中发生了什么"，另一种有关"为什么会发生这些事情"。

(1) 一方面，存在着关于规律性或观察到的模式的假设——比如，喝咖啡影响睡眠，或者倾听来访者本身就有治疗作用。为了确定这种规律是否存在，通常需要观察、收集数据或做实验。发现的规律通常是直截了当的（尽管常是统计学上的）事实——事物要么是这样发生，要么不是。

(2) 另一方面，还有一些有理论并不考虑有些什么规律或模式，而是试图解释为什么存在规律，提出有关事物本质的、更宏大的观点。比如，一旦确定对某些人而言喝咖啡会在某些情况下干扰睡眠，就可以去研究咖啡和睡眠的性质，以及咖啡干扰睡眠的机制。这样的理论很可能会带来许多其他东西——如咖啡因，大脑中的化学物质，等等。一旦有了理论，就可以说"啊，是的，现在我明白为什么会发生这样的事了"或至少可以说"我现在明白可以如何解释正在发生的情况了"。

这样的理论适用于熟悉的概念和原则——展示出一些概念和原则是如何体现其规律性的。基本上，找到解释就像是解谜活动——谜题是如何从关于事物的广泛的知识中找到存在的规律性。许多科学研究就是像这样工作的，科学历史学家托马斯·库恩（1970）把它称为"常态科学"。

然而，有一些科学的发展并不是靠熟悉的概念和原则，而是创造出了新的概念。哥白尼、牛顿和达尔文等伟大创新者的工作很显然就属于这样的情况，但在许多其他科学的发展中，情况很可能就不那么明显。在这样的情况中，我们不是用已经存在的概念范式来解释规则性，而是允许眼前所看到规律与已有概念之间的不兼容，从而为改变这些概念带来可能。

理论经常要用到图景、模型或类比（Hesse，1963；Frigg，2012）。比如物质由原子组成，或者达尔文以动物繁衍后代时选择有利特征来与不做刻意规划的自然选择过程类比。图景或类比让我们可以用某种特定的方式看待事物，所以我们观察到的事物的某个方面，部分取决于我们对图景或类比的接受程度，对这些图景和类比的某种组合形成了我们观察到的某个面向。在诸如物理学等高度发展的科学中，图景、类比或模式可能能让我们远远超越普通的思维方式，但最终仍扎根于关于事物的常识性观点。物理学中的高级理论仍需与脚踏实地的观察和实验室中的研究联系在一起，其结果也仍可以用常识性的语言来表述。物理学中高层次的概念与我们看待事物的日常观点相距甚远，两种理解之间的跨度，就像从一个没学过初级物理学的人和欧洲核子研究委员会领袖之间的差距——涉及几十年的学习，同时还有相当多的、关于如何在实践中使用图景与概念的经验。正如化学家和哲学家麦克·波兰尼（Michael Polanyi，1958，1966）所说，科学事业中有一个重要的"不言而喻的维度"，即并不是科学家们知道的一切都可以用言语说明。比如，物理学家不仅学习电子的抽象概念，还要研究如何操纵这些粒子。伊恩·哈克（Ian Hacking，1983）有说服力地谈道，正是这种与亚原子粒子实际上的互动让大部分物理学家将它们视为实体，而不仅仅是"头脑中的建构"。或许用地球这个巨大的球体为例更好理解：地球不仅仅是头脑的建构，我们可以实实在在地踏足其上。

　　并不是所有物理学理论都像亚原子粒子理论那样"高深"，还有人研究的是一些"浅层次理论"，这些理论离常识并不遥远。常识认为地球是平的，但是将地球描绘成一个非常大的球体，这也并没有夸张地偏离常识，因为如果它确实非常大，我们就不会指望能立即分辨出它是不是平的。地圆说涉及一定的想象力及以一种特定的方式思考自己的实际经验（但仍然保留了一些常识性的经验）的意愿，而我们现在确实是以一种新的方式在描绘地球了。这就是我所指的"浅层次理论"：对常识的偏离不大，实际上还保留了很多常识，但也确实在某种程度上重新定位、组织了常识。我提议，心理治疗需要这种浅层次理论。或许将来人类科学会建构出高层次理论，但是这样的情况是否会发生纯粹是一种猜想。困难之处在于，在人文科学中，理论的建构会影响人们如何看待自己，也会影响人们的行为方式——理论会改变人们正在解释的内容（Hacking，1999）。但高层次理论也有可能因人际关系的微妙和"模糊"而根本无法存在，就像中国的水墨画，也许朦胧的薄雾就是画面的重要组成部分。

　　一旦某个科学图景已经建立，它就可能会被无限细化。在17世纪，人们对于世界的认识由源于天文学的牛顿运动定律所支配。当时，人们认为世界是由物质的粒子构成，其中天体是大物质颗粒。人们很快将这种机械论扩展到解释气体（将它们描绘成快速移动的颗粒）上，并解释固态、液态和气态之间的转变（将它们描绘成颗粒之间不同类型的关系）。后来，还采用机械论解释化学和生物学现象——尽管机械论在20世纪遭到越来越多的挑战，但它也极大地扩展了科学知识。

在19世纪末期，人们越来越希望人类个性与行为的知识也能有一些相应发展，但存在明显的困难。因为自笛卡尔时代以来，机械论解释通常被视为仅适用于解释物质世界。19世纪后期和20世纪初的心理学探索了发展有关心灵的科学（science of mind）的可能性，但就如我们将在下一章中看到的那样，这并没有取得成功。为了回应这种失败，行为主义心理学提出了一种机械论的方法，即生理上的刺激—反应链。但在20世纪50年代初，这种解释也被认为是不可能的。从20世纪60年代起，我们又重新以"精神"或"认知"等概念来思考。目前，随着神经科学的快速发展，大脑过程的图景成了心理学解释的基础，这似乎是一种向"物理性解释"的回撤。我们将在下一章中更细节地探讨心理学解释的历史发展脉络，而现在要讨论的重点，是这样的解释总是既涉及对人类行为规律性的观察，又涉及用观察到的内容解释这些行为的背景性框架和图景。

心理治疗理论和其他理论一样都有自己的背景性图景，这些背景会反映出人们的行为和困难。这些背景性的图景是形成非常不同的治疗派别的主要原因。行为主义理论的背景性图景，是将人类描绘成一种"刺激—反应"的有机体——很接近物理学图景（前"量子—机械"）；认知理论的背景性图景，是将人类的行为描绘为取决于个体在想些什么、相信什么；心理动力学理论的背景性图景，是在比有意识心智与信念"更深"层面运作的无意识心智；大部分人本主义理论的背景性图景，是将人描绘成是一种活物（罗杰斯用马铃薯来比喻），在适当的、有促进作用的条件下，人们会找到自我实现的自然方式。这些极为不同的背景性图景导致了极为不同的理解个人困难的框架，彼此无法融合，就好像早期的地心说无法与现代天文学相融合，现代化学无法与中世纪炼金术相融合。

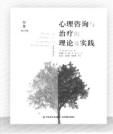
心理咨询与治疗的理论及实践

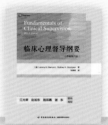
临床心理督导纲要

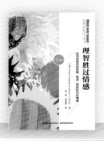
理智胜过情感

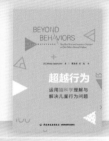
超越行为 运用脑科学理解与解决儿童行为问题

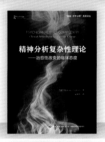
精神分析复杂性理论——治愈性改变的临床态度

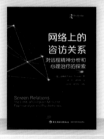
网络上的咨访关系 对远程精神分析和心理治疗的探索

官方微店　　　　万千心理微信公众号

／专业图书，陪伴您的专业成长／

图书咨询：13811556948（微信同号）

在心理治疗领域，目前有几种很有竞争力的背景性图景或框架，鉴于这种情况，心理治疗行业该如何做出最佳回应？尽管很困难，还能不能找到一种整合这些图景的方式？或者，尽管目前看来存疑，但我们是否还是应该认真考虑某个图景在本质上是正确的？我的观点是，虽然现在的方法都有一定价值，但是其理论都有缺陷，因为其背景性图景是混乱的。也许，每种方法都有助于理解个人困难的某些方面，但正如我们将看到的那样，与人类的本质有关的大多理论发展和图景是需要被拒绝的。

拒绝某个理论的理由

拒绝某个理论有很多理由。最显而易见的是观察到的事实或规律不符合理论的描述。科学哲学家卡尔·波普尔（Karl Popper，1959）把证伪作为解释科学中理论改变的关键概念。后来有作者指出，事情不是那么简单：如果人们仅因与观察不符就拒绝某个理论，那么物理学和化学的法则每天都在实验室里被证伪——因为研究者做实验时不够仔细。而且，保罗·费耶阿本德（Paul Feyerabend，1975）指出，对于什么是有效的观察，也存在很大的争论空间。伽利略用新型望远镜观察到了一些事物，从而"证伪"了古希腊的天文学理论。但与此同时，也并没有太多理由让人们可以信任那些原始的望远镜（用它们观测到的颜色是不对的，还存在视觉上的扭曲）。当出现一套光学理论，解释哪些观测出来的结果可以信任、哪些不能信任，人们才有了对望远镜的信任。尽管如此，为了保护某种理论而合理质疑观察结果的程度也是有限的，只有矛盾超过了某种程度，我们才会认为某个理论不可能是正确的。大多数科学家之所以拒绝承认占星术是属于有关人格的理论，是因为鲜有证据显示人格变量与出生日期存在相关性，即不存在所谓的规律性（尽管占星师会争辩这一事实）。有一些反对精神分析的意见也出于这个原因：依据这个理论做出的预测被实证所证伪了。

另一个拒绝理由是，理论所涉及的图景没有得到足够的发展，不足以给出任何明确的结论。有一些证据表明顺势疗法是有效的，尽管顺势疗法制剂中活性成分的浓度之低，以至于无法体现在处方中。顺势疗法的理论是"以毒攻毒"，活性成分在水中留下了"记忆痕迹"，即便这个成分经过稀释已经无法被检测出来。据称，这个"痕迹"是顺势疗法制剂中的有效成分。这个理论本质上并不荒谬，还有统计学证据表明有效性，所以似乎值得认真对待。然而，难点在于这个理论"以毒攻毒"的画面很模糊，也没说清楚"痕迹"本质是什么、在水中如何存在，或改良之后的水会如何对生理功能产生影响。仅看到"以毒攻毒"的理论图景——且没有得到足够的发展——不足以促使我们认真地对待它。心理治疗中似乎有很多理论都属于这一类。比如，EMDR的实践者提出，这种疗法之所以有效，是因为眼动让大脑的兴奋与抑制过程重新恢复平衡。这或许是真的，但缺乏对理论细节的充分研究，就无法被视作对EMDR的有效性的严肃解释（如果确实有效，则还需要确认是否广泛存在规律性）。NLP、水晶疗愈、神经组织技术（neural organization technique, NOT）以及许多其他疗法似乎都属于这一类。

以上两个理由似乎并不明显适用于心理治疗中的主流理论，比如认知行为疗法、精神分析、过程体验疗法和罗杰斯的理论。这些理论规律似乎得到了很好的建立，也因对心理治疗结果有效性的研究而广为人知。而且，这些理论发展得也很好，所涉及的图景一点也不模糊，理论框架都很精良，是经过讨论、发展的，当有新发现时还会加以修正。对于一个基于某种理论的大致图景来工作的治疗师而言，他可以给出很多详细的理由，解释为什么他更喜欢用某种方式来理解来访者遇到的困难，或者与你争论为什么某种特定的现象需要（或不需要）理论调整。文献中充斥着各种各样的细节和讨论，试图说明某种理论是如何基于临床发现而发展的——心理治疗的理论与其他领域的知识和理论没有什么区别。学习理论的意义在于获得对心理困扰本质的细节性理解，从而可以做出最适宜的临床回应。正是这种对理论以及理论与实践的关系的详细说明，让各种治疗流派之间的区别泾渭分明。比如，精神分析师既要相信精神分析程序的有效性（有很多证据支持），又要能够以精神分析理论中的复杂结构来思考来访者的问题。分析师对理论的使用，就好比实验物理学家对理论的使用：理论提供了概念框架，研究者以此理解观测结果。但是，观察与理论之间的分界并不明确：分析师注意到来访者正在压抑着什么，就像物理学家看到电子在感光乳剂中的运动。实践者描述自己看到的现象的方式，往往受制于自己遵从的理论，这也就是为什么不同治疗师之间的差异如此根深蒂固。不同流派的治疗师看待事物的方式各不相同，也不存在共同的"观察用语"，或者说，因为观察越来越依附于理论，描述中的共同点也就越来越少了。

不连贯的理论与误导性的图景

理论被拒绝，或是因为所推演的规律无法推广，或是因为框架没有得到充分发展。不过，还有第三种理由——不那么显而易见，也不那么广为人知。大致而言，就是理论存在着根本的不连贯性，源自误导性的背景性图景。这个想法来自维特根斯坦，他认为许多哲学和心理学思考系统之所以混乱，根源在于其误导性的背景性图景。与心理治疗理论有关的、最普遍的误导性图景就是笛卡尔的"人是一个有意识的物理系统"。也就是说，在这个图景中人是由"心灵"和"身体"构成的。居于这个图景中心的理念是，我们确定所知的内容都来自"主观体验"，并无直接的对于"外在世界"的知识，"外在世界"（除了"其他心灵"）是一个没有"意识"的物理系统。如果基于这个图景来思考，我们会假设自己永远无法如实地感知人或物，只能感知自己对他们的主观感受。笛卡尔主义认为我们只能感知自己的体验。

由于这一理念的普遍性，心理治疗理论很大程度上倾向于以各种方式将个体的困难假设为源自人们自己"心理上的困扰"（无意识冲突、有缺陷的认知图式、自动化思维等）；或者"物理／身体上的困扰"（错误的条件作用、生理缺陷、大脑异常等）。行为主义者拒绝笛卡尔的"心灵"，但他们紧接着就尝试以笛卡尔的"身体"理念来理解人类的行为（运动）；精神分析学家拒绝"心灵"中总是含有"意识"，但是依然接受"心灵"这个概念，只不过把它分成了"意识"和"无意识"两个部分；人本主义的理论家常常强调"体验"，却没有意识到本质上它仍是笛卡尔"心灵"概念的更新；一些神经科学家试图用"大脑状态"来辨别"心理状态"，但是这也并没能脱离笛卡尔式的图景。

维特根斯坦拒绝笛卡尔的图景，但这并不是我在本书里提到他的理念的原因。我之所以提到他的理论，是为了借用他的想法，强调留意诸如"觉察""体验""感受""想法""行为"这些词实际上是如何被人们使用的，而不是留意当想象力被限制在笛卡尔的图景时是如何使用这些词的。如此一来，我们就可以把自己解脱出来，不再受到这个图景强迫性影响的制约。心理学家们（以及许多哲学家）对这些词语及其同源词的使用远离了日常生活中的用法，而孩子们正是在日常生活（而不是心理学中）了解到这些词是如何使用的，以及这些词实际上是什么意思。我不是指无论如何都要坚持平时对语言的用法——语言的使用会随着社会的变化、新经验的发现，以及价值观的变化等而改变。但是，我们必须从自己常识性看事物的方式以及随之而来的词汇使用出发。

在笛卡尔式图景中，人类是由"思想与物质"或"意识与身体"组成的，这并不是我们将要遇到的唯一一个具有误导性的图景，虽然它是最重要的一个。与之相关的一个图景是"语言是对现实的表征"，这意味着一个陈述是否属实是根据该陈述是否"匹配"或"符合"事实来判定的。这个图景源自笛卡尔之前，至少可以追溯到奥古斯丁时期，但与"心灵—物质"图景密切相关——一个陈述是否与现实相符与一个思想是否符合现实是非常接近的。在卡尔·罗杰斯的治疗理论中，"一致性"的概念——即"自我概念"与"有机体验"相一致——恰恰涉及的就是这一图景。我将在第四章中进一步讨论。

我们将要谈到的第三个误导性图景，主要来自康德对笛卡尔哲学问题的回应。康德并没有把世界描绘成一个以意识图像形式呈现的物质世界，而是一个本身并不包含任何形式的、本质上不可知的世界。就这个不可知的"物自体"而言，人类的理性把自己的空间、时间、物质等投射其上。对于康德来说，概念不是来自世界上已存的事物，而是我们为了理解自己的体验需要以这样的方式来看事物。他认为人类认识中至关重要的是体验（本身没有内容）和概念（提供内容）之间的相互作用。这个图景对认知心理学的"图式"概念、过程体验理论和简德林的聚焦理论都有影响，我将在第六章和第七章中进一步讨论。根据过程体验式的说法（Elliott，2004）："所谓的'事实'实际上是'事物本身'与'认识过程'的结合"。

以上三幅图景在哲学上已经有了广泛的阐述，但是我们所关心的并不是哲学的细节，而是这些图景会如何误导人们对治疗方法的思考和谈论。我的看法是，心理治疗理论家们已经偏离了我们平常说话和看待事物的方式。然而，这种对常识的远离并不是由实证经验的发展或社会变化所驱动的（如果是那样的话，这种偏离就是完全自然的发展），而是被我所提及的哲学图景所吸引——尤其是17世纪形而上学描述人由"身体"和"心灵"构成，这是笛卡尔文章的经典论述。这种令人误解的图景是由一些根本上混淆或不一致的理论叙述方式滋生的，而它反过来又巩固了那些理论。我认为，解决这个难题的唯一途径是引起人们关注笛卡尔式图景对心理治疗理论发展的扭曲。这只能通过逐一检视每种理论才能完成，但正如我们所看到的那样，在各种理论中有一些共通的混淆和不一致。以下七章专门讨论这个主题，但首先我觉得需要多谈谈不连贯性，它已经对理论产生了影响。

举出不连贯性的例子并不容易。维特根斯坦的著作主要着墨心理学和数学中的不连贯性，他所写的关于心理学的大部分内容将在以下章节中很有帮助。然而，数学的例子会使我们远远偏离本书的主题。我将举三个例子帮助读者理解所涉及的内容：首先是一个可能有助于设置场景的轻松的例子；然后是一个涉及时间概念的略微严肃的例子［就像"头脑（mind）"概念一样，"时间"概念是混乱滋生的肥沃土壤］；最后是一个当代神经科学的真实例子，更有助于触及心理治疗理论中的不连贯性。

例1：东极

既然指南针有四个点，且探险者已经发现了南北极，是不是还有可能发现东西两极呢？在米尔尼（Milne）的一本儿童故事中，小熊维尼确实开启了一次寻找东极的远征。如果我们告诉小熊维尼："并不存在东极呀！"他可能会回答："你怎么知道？还有很多地方没被发现呢。"另外，如果猫头鹰（故事中的学者）参与了这个讨论，它可能会建议要考虑东极存在的可能性。显然，东极与现在已知的极点不同，因为在寻找东极时人们会向东无止境地移动。然而，猫头鹰总结说，这只意味着我们需要扩大对"极点"这个概念的理解——被理解为一个无限延展的极点，而不是一个可以达到的地方。西极也是如此。与猫头鹰持同样观点的理论家们也认为东西两极之间存在内在联系：虽然都没有尽头、方向相反，但实际上覆盖了相同的区域。用正在发展中的极地理论术语来解释，它们都是被共同广泛延展的。猫头鹰小组的一名成员认识到，除了已被人们接受的四个极点，实际上还有四个极点，分别对应东北、西北、东南、西南方向，也都是被共同广泛延展的极点。这么一来，这个理论就有了很大发展：在每一个已知极点之间，必然有无限数量的、被共同广泛延展的极点，即不同的极点再也不是在根本上相互分离的了，而是相互融合的。这就造成了一个极地理论问题，即如果极地融合是极点的一般属性，那么南北极必然在某种意义上也是融合的，甚至在某种程度上是相同的。讨论到这个阶段，猫头鹰写了一本巨大的关于极地理论的书，并把书送给了小熊维尼，小熊维尼看了之后表示不解，罗宾于是向他解释极地理论与寻找东极的计划有什么关系。

首先，确实不存在东极——不是碰巧没有，而是讨论东极是没有意义的。极点的概念来源于地球是一个有转轴的球体，极点就是那根轴的终点——且一根轴只能有两个端点。小熊维尼有一张画有极点的图，图上的极点像一个城市或一座山，但这是误导性的。如果小熊维尼被带到北极，他可能会惊呼："这里什么也没有——都算不上一个'地方'！"但是，确实有北极这样一个"地方"，但没有东极。福赛特在20世纪20年代着手寻找亚马孙丛林中失去的"黄金之城"，他把这个地方称为"Z"。福赛特错误地认为存在Z，今天我们可以通过卫星图像来证明。小熊维尼并没有错误地认为一定存在东极，但寻找东极的计划是有问题的。小熊维尼糊涂了，我们可以理解它的困惑——毕竟，我们使用四点指南针来表示东南西北，指向四个主要方向，沿着其中两个方向，你会被带到一个寒冷的地方——人们称为极地。那么为什么不会再有两个极点呢？为什么我们认为东西与南北完全不同呢？它们明明看起来非常相像。当然，在地平说的时代，它们是非常相像，但随着对地球的描绘从平面变成了球体，代表方向的字词因其表面的相似性也变得容易让人产生误解。目前的南北概念（我们现在对这些词语的使用）与东西概念有很大不同，这个变化是随着极点概念的引入而出现的。用维特根斯坦的术语来说，就是"极点"一词的"语法"已经发生了变化。维特根斯坦的"语法"是一种很自然的扩展，因为"语法"这个词原本指的就是句子是否可以组合在一起的规则。英语语法中"在猫咪垫子上（On the cat mat）"是不成立的，乔姆斯基举出的著名例句"无色的绿色念头在狂怒地睡着（colorless green ideas sleep furiously）"也是不成立的。类似于语法一类的东西，在"禁止"我们谈论东极。这些词语无法做到放在一起之后仍能维持如今依旧正常的意义。小熊维尼把极点看成遥远寒冷的地方，但是，一旦"极点语法"（即我们现在使用"极点"这个词的方式）被澄清，就连"熊脑袋"也会发现寻找东极毫无逻辑。

例2：太阳上的时间

这个例子部分摘自维特根斯坦（Wittgenstein，1953/2009）：纽约的5点是伦敦的10点，那么在太阳上是几点？"我在课堂上试着问了这个问题，并很惊讶地发现，哪怕是受过良好教育的、很聪明的人，也会顿一顿："我不知道——也许这是一个天文学问题"或"我不知道——但显然一定有个时间！"或"时间真神秘！"我们可以想象班里有个学生想要深入地回答这个问题："太阳上显然是有个时间的，但我们不能说它和地球上任何特定地点的时间一样。此处需要一些新的概念，才能够更有效地谈论太阳上的时间。"也许会有特别聪明的学生开始研究"太阳上的时间"的理论（毕竟爱因斯坦发展出了时间和空间的相对论），但更常出现的情况是质疑问题本身的难处——探讨在某个地点的时间时把在天空中的太阳也纳入，这简直是无稽之谈。我们想象每个地方都有自己的时间，也没有意识到"当地时间"这个概念只适用于地球。而一旦看到了这一点，人们就不会再询问"现在太阳上几点"了。这个问题并没有被解决，而是因混淆概念的澄清而消解了。与此同时，无论这种背景下形成的任何有关"当地时间"的理论多么有趣细致，都会被认为是无逻辑的。理论被人们拒绝，是因为其内在无逻辑，而不是因为与观察不一致或没有得到充分阐述。

当我在后文说明某些意义时，比如某些治疗理论是无逻辑的或混乱的，或者说没有"无意识""制约""体验（罗杰斯所指的）"或"认知过程"时，这两个例子会有助于读者理解我的意思。关键并不是说理论有可能是真的只是还待证明的，而是说理论不可能为真——就像不可能有东极。不幸的是，比起展示一个理论是错误的，展示其无逻辑会更为复杂。

例3：神经科学中的"表征"和"图像"

我提到过人们从笛卡尔处继承了关于世界的图景，基于对这个图景的解释，我们注意到的不是人或物，而是有关人和物的形象或图像。神经科学家马克斯·班内特（Max Bennett）和哲学家彼得·哈克（Peter Hacker）详细讨论了这样的图景在神经科学上多么具有误导性，此处将提及他们说到过的一小部分内容。早期的神经科学家，如埃克斯（Eccles）和谢林顿（Sherrington），认为我们感知到的是图像而不是人和物——他们这样想是可以理解的，因为他们都是笛卡尔哲学的继承者。谢林顿写道：

> 当我把目光转向天空时，我看到了天空平坦的穹顶，太阳辉煌的光盘以及其下数百个其他可见的东西……事实上，我感知到的是关于周围世界的一张图片。

然而，更令人惊讶的是，我们在现代神经科学家达马斯的著作中也发现了这个观点（Bennett & Hacker，2003）：

> 当你或我看着外在的一个物体时，各自的大脑中会形成可比较的图像……但是，这并不意味着我们所看到的图像就是外在物体的副本。至于那个物体究竟是什么样的，我们无从得知。看到的图像是基于物体的物理结构与身体的相互作用在有机体中发生的变化……物体是真实的，互动是真实的，图像也像所有真实事物一样真实。然而，我们最终看到的图像中的结构和属性，是在物体的触发下由大脑建构出来的……物体的物理特征与有机体相互作用模式之间的一系列对应关系，构建了内部生成的图像。

然而，这很令人困惑：

> 人们通过感知器官感知到的是一个或一些物体、声音气味，以

及物体在某个环境中的特性和关系。如果把我们所感知的东西假设为一个图像，或者说，感知一个物体就是拥有一个被感知物体的图像，那这样的假设是错误的。一个人不会感知到物体的图像或表征，除非人们感知到的是关于这个物体的图画或照片。看到一只红苹果不是看到红苹果的图像，听一首奏鸣曲也不是听到奏鸣曲的图像或表征。尽管人们可以在脑海中想象出图像——有时图像还会不顾个人的愿望或意志闯入脑海——这也不是在自己的头脑中形成一个图像。这样构想出来的内心画面对他人或我们自己来说都是不可见的——它们被我们"拥有"，但并没有被看到。一个人在想象中排练的曲调既不会被自己听到，也不会被他人听到。

班内特和哈克详细讨论了笛卡尔式图景给神经科学带来的困难。同样的图景或其变体，也对心理治疗理论起到了误导作用。我们将会提到两个例子，一个与罗杰斯的"一致性"图景（即"自我概念"和"体验"相匹配）有关，另一个与认知心理学中用以表征情境的"内在心智图式"的图景有关。

常识和日常语言

上文提及，在发展理论时我们需要从自己对事物的常识性观点开始。我们发展的理论可能会导致"常识"的变化，但是在任何时候都会有一套共同的、常识性的观点，其中包含那些需要解释的东西。比如，天文学的发展导致地球与太阳等关系的常识观变化。然而，旧的常识观并非全都发生了变化。出于最实用的目的，我们仍然视地球为平的，仍然看到日出和日落。现代天文学解释说，地球是一个非常大的球体，所以从最为实用的这个目的出发，它不可避免在视觉上会被当作平的。天文学解释我们观察到的日出和日落是由地球自转导致的，但这并不意味着就不存在日出和日落了。理论为日出和日落现象提出解释，在某种程度上转变我们对所观察之物的思考及谈论方式，但也必须要先存在这样的观察，理论才有对象可解释。

就心理治疗而言，在治疗中"观察"的是人们因某种"心理障碍"而困扰或烦恼时的所做、所说、所感。与人类有关的事物中有一个重要事实，即我们在描述时往往只是在提出一些理解。当我们描述"某个人正在倾听来访者"时，在一定程度上已经解释了那个人为什么会坐在那里看着来访者。这种解释不涉及理论，只是把观察放到一个熟悉的模式中去。当我们解释说，某人因为想要避开同事而去到马路对面时，我们并没有引用任何心理学理论，只是依据常识原则——人们通常会做自己认为必要的事情以实现目标。当把注意力聚焦于"此人有不想见到同事的想法"，以及"路上看到了同事"时，这番解释就能说得通了。如果问我们有什么理由相信常识原则，答案必定是：这个原则与我们对人类行为、目标和认知的理解密切相关。如果有人怀疑"人们通常会做自己认为必要的事情以实现目标"这句话，那么他就无法理解这些概念，无法理解这番解释。

也许这里还需要谈一谈常识的概念及与日常语言的关系。在《牛津英语词典》（*Oxford University Press*）中，"常识"有两个主要词条："1.一种内在的感觉，被认为是五种感官的共同纽带或中心；2.普通、正常或通常的理解。"第二个定义显然是这个词组当前的含义。第一个定义是早期的用法，但它与第二个定义存在有趣的联系。事实上，"常识"这个词有着悠久而有趣的历史（van Holthoon & Olsen，1987）。在亚里士多德的思想理念中，"常识"写作"感官共同体（sensus communis）"，即人们感受某样东西是什么的能力。其他五种感官告诉我们某个物体是红色的、圆形的和甜的等，但是也需要有一种能力（虽然没有特定的器官）把这些感觉元素结合在一起，告诉我们这个物体是番茄——我们不仅感知到事物的要素，还感知到整个事物（van Holthoon，1987）。

然而，"常识"这个术语后来与辩论术联系起来，指雄辩者如果想要影响听众，就需要考虑人们共有的观点和做法（Bugter，1987）。这些共有的观点和做法被认为是人们自然拥有的，是我们所有人立足的起点。一个好的雄辩者就像一个好教师，需要从"人们当下所处的位置"出发。

"常识"的两种用法看起来非常不同但又相互关联，它们都把注意力放在理论发展前人们对事物的认识上。亚里士多德的观点是，人们并不是先感知到红色、圆形和甜，然后再推论出这是某个"潜在"物质对象的特点。洛克等后来的哲学家也采纳了这样的观点，但亚里士多德的解读更接近（另一个意义上的）常识："这是一个番茄"并不是理论，而是常识和日常语言的一部分。孩子们通过触摸和品尝番茄来学习使用"番茄"一词，而不是通过学习理论。然而，与辩论术有关的"共识"也涉及理论发展前的内容。雄辩者需要考虑什么是听众们认为理所当然的事情，即"普通，正常或通常的理解"。这也是他作为同一片土地养育的一员认为理所当然的事情，是基本的、无须苦思冥想的、非理论的知识。

很显然，"常识"在一定程度上取决于具体的文化。在不同时代、不同文化中，常识也会有很大不同，曾经的常识可能会逐渐改变。比如，亚里士多德所谓的"地球是圆的而不是平的"是一个推测出的假设，根本不符合当时的常识。但对于当今几乎所有人来说，地圆说根本不是假设，而是一个常识性事实——虽然反对它也不是不可能（还存在一些没有吸收西方世界观的文化，以及有几百个成员的"平面地球协会"）。

我并不是指常识是单一的，即使在某个特定的文化中，常识也并非单一的。人们就某个观点是否符合常识有不同的意见，然后就必须讨论该如何化解差异。偏见、无知、错觉或对细节的不重视等导致分歧的根源问题会影响这个思路，参与讨论者也需要花一些时间达成共识。虽然普遍为人认可的常识也可能随着时间而改变，但还是有一个更广义的常识——不仅在某个特定的文化中，在任何文化或时代都被共享。比如，所有文化都存在利己主义；人们都时而犯错，时而反思更好的做法；会制订计划、寻找借口；会有自相矛盾的愿望，并总确定不了自己想要什么；也会自我欺骗。这些常识性事实中也流动着基于文化的日常（非理论）语言，与信念、错误、愿望、计划、借口、焦虑、欺骗和自欺有关。简而言之，人类共同的生活形式包含着对事物的普遍认识，尽管在不同的文化中，这种共同的生活形态以千变万化的方式存在着，也包括所有用来阐述的不同语言。正如我接下来将要使用的"常识"这个词，它对我们来说不是假设或理论意义上的，而是可以用来回应假设和理论的工具。当遇到相互矛盾的假设或不确定的理论时，我们就可以回到常识上。

我们对常识的看法与日常语言密切相关，正如我们从"知道番茄是什么"到"学习如何使用番茄这个词"中看到的那样。我会在本书中采用维特根斯坦（1953）的观点，即"了解一个词的含义通常指知道如何使用这个词"，多次提及应如何使用某些词语。这对我来说似乎是一个常识性的观点，因为虽然哲学家可以详细阐述"意义理论"，但实践时如果不明白某个词的意思，我们就会试着去了解它的用法。比如，如果我们听到某人是"撒克逊人（sassenach）"，就可以通过了解其内涵（通常用来指代贬义上的英国人）来学习。我们在特定的语境中学习常用词的含义：比如"痛苦"是在哭泣和关怀痛苦的语境下学习的；"自豪"被用在某个人因做了好事而高兴的语境中。对词语的使用与使用它的背景紧密相连，我们在学习所有其他一切事物的过程中学习词语的用法。

我们经常学会了使用某个词语，却不能解释它的用法。比如说"无意中（by accident）"做了某件事，而不是"故意做错（by mistake）"某事；或"挖苦（sarcastic）"和"讽刺（ironic）"之间的区别。我们可能需要仔细思考，尝试各种情景，才能解释两者之间的区别是什么。然而，稍微注意一下这些词的使用环境，就可以清楚地说明它们的含义。普通语言哲学家约翰·奥斯丁（John Austin，1970）写道：

"这是一个错误（It was a mistake）""这是一个意外（It was an accident）"——这两个句子看起来没有什么不同，甚至可以放在一起使用。但是，结合一两个故事，每个人就都不仅会同意它们完全不同，而且甚至可以发现两者间的差异及各自的含义。

他举了以下例子：

你有一头驴，我也有一头驴，它们在同一块田里吃草。有一天，我对自己的驴起了厌恶之心，于是杀了它，但检查时惊讶地发现这是你的驴。我是该和你说"非常抱歉，我搞错了"还是"非常抱歉，出了意外"？换个情景——我用枪瞄准了驴，但在开枪的时候它跑了，结果还是误杀了你的驴。这下我又该怎么说呢？是"错误"还是"意外"？

很重要的一点是，通过语言训练，我们已经具备了高度复杂的词语使用知识和相应的复杂处理能力，这让我们能在某些情况下做出重要且（往往）微妙的区分。治疗理论有时会忽略这种普通语言和日常知识，这会引起很多混乱，也是我希望能在本书中呈现出来的。与受到理论思想干扰的治疗师相比，来访者往往更清晰自己需要说些什么。正如我将在第六章中讨论的那样，认知治疗师有时会试图说服来访者用这样的语言来表达自己："我相信（believe）我有哪些问题"，而不是"我觉得（feel）我有什么问题"。来访者本来可以正确地感受到这里的差异，但治疗师尝试"纠正"他们，反而导致了混淆，而且这种帮助来访者解决问题的方式是错误的。另一个很不一样的例子是，众多治疗学派中都有这样一种观点：认为可以用情绪词汇来命名"内在体验"，就好像人们可以通过"向内观看"感受，来分辨自己是羞耻（ashamed）还是尴尬（embarrassed）。但正如我将在后面章节中讨论的，这就是一团乱麻，而乱麻的起源是笛卡尔的"内在"图景。孩子并不是通过认识自己的身体感受来学习情绪词汇的，而是学习在特定情况下如何使用这些词语而"学会"这些词的。

小结

我认为，有一个比理论更为基础的知识和意义层面，那就是日常生活和实践的层面，这是我们与身边群体共享——更大范围来说甚至是与世界各地人们共享的。我们可以用一种常识性的方式来理解很多东西，而不需要诉诸理论，而且我认为心理咨询和治疗方面的大部分工作确实可以用常识来理解。

但是，我不认为心理治疗理论没有价值。理论通常包含图景或比喻，让我们能以特定的方式看待事物。这样一来，所观察事物的某些方面能依据我们对图景或比喻的接受程度而组合。一个好的理论采用的图景或比喻，可以有效而广泛地组织我们观察到的内容，并且能够提出新的假设。如果没有那种特殊的观察方式，我们就不会想到这个新假设。一个理论好不好，取决于它的图景或比喻组织得好不好。"地球是圆的"这个图景就是卓越的，达尔文的"物竞天择"也是一个极好的比喻。我对心理治疗主流理论的批评并不在于其本身，而在于这些理论使用了关于意识、经验、感受、思想和行为等主题的误导性图景。这些误导性图景使我们看不到每个理论都存在一个"核心常识"，这一常识不需要参照理论或误导性的图景就能阐明。本书后面的章节将讨论这些理论及其"核心常识"，并呈现理论的核心常识该如何进行整合。

第 三 章

历史性的开端：行为主义和行为治疗

引言

今天的行为疗法往往被认为是认知行为疗法（Cognitive-Behavior Therapy，CBT）中的一个元素。要理解融合了认知疗法的CBT，首先要考虑行为治疗是什么。一定程度上，CBT的行为元素和认知元素是可以分开的。行为元素可以用来评估CBT的有效性，研究表明增加认知元素并没有增强纯粹行为技术的有效性（Jacobson，1996；McLeod，2009）。

就发展历史而言，行为疗法是一种基于行为主义的方法，有着独特且发展完善的学习理论，其理论背景与艾尔伯特·埃利斯（Albert Ellis）和亚伦·贝克（Aaron Beck）等理论家晚期发展起来的认知疗法截然不同。尽管行为主义学习理论早已被放弃了，但一些行为治疗技术似乎证明了它们的价值，并被纳入标准CBT实践之中。CBT的背景中有两个截然不同的理论，所以任何关于"CBT理论"的讨论都需要把这两个要素分开。由于行为主义的学习理论首先被发展出来，所以我们最好从理论之初开始。

从行为疗法开始讨论的另一个原因，是尽管其理论已被广泛拒绝，但仍提供了一种重要的治疗形式。行为主义成为主要的心理学派长达40年之久，有大量的文献积累。它不仅被视为治疗的基础，也是许多其他社会实践的基础。心理学史学家霍华德·加德纳（Howard Gardner，1987）写道：

> 1920—1950年，美国的心理学是行为主义的天下。儿童养育、对待囚犯的方式、有关儿童教育的教导以及许多其他社会活动，都被行为主义言论和做法主宰。甚至《纽约时报》（*New York Times*）在1942年也宣称行为主义标志着"人类思想史上的新纪元"。

加德纳接着说："20世纪50年代中期，行为主义开始崩溃。如今，行为主义的理论主张（虽然不是其应用和成就）早已沦为历史。"因此，行为主义是一个绝佳的例子，表明存在根本性缺陷的心理学理论可能的归宿。虽然本书主张所有有关心理治疗的主要理论都属于这一范畴，但先从一个不存在争议的理论开始讨论会更有说服力。

我认为，行为主义理论被拒绝的最重要原因与其他大部分理论被拒绝的原因如出一辙。大多数理论具有一个潜在的问题，即它们的源起受笛卡尔图景影响很大：人由"心灵"和"身体"构成。心理学的一些学派，如行为主义，强调"身体"及其"外在"；其他学派，比如认知心理学和早期内省学派，强调"心灵"及其"内在"。但所有关于"内在"和"外在"的说法，仍然是广义笛卡尔式的范畴。我相信，我们需要的是维特根斯坦工作中对笛卡尔传统的突破。我不会在本书中具体讨论维特根斯坦的哲学，但是我所使用的方法强烈受他影响。正如第一章中提到的那样，维特根斯坦总是保持着接近日常思考和谈话的方式，所以他的思想与我想把常识从心理学理论中拯救出来的主题非常吻合。

行为主义疗法的核心常识

CBT 的行为操作流程，本质上是让来访者接受新奖励或"强化"的模式，于是来访者的行为逐渐得到修改或被"重新塑造"。虽然在其背景中，有着驯兽师训练动物做希望它们做的事情的想法，但行为操作的过程不是一定要由治疗师主导。一旦来访者对所涉及的基本思想有所了解，他们就可以和治疗师一起研究自己的行为模式，思考自己想要如何改变。或者他们可能做了一些思考，发现自己在做一些自己并不想做的事情，或者发现了自己通过某些行为而获得的好处，或者害怕某些行为改变之后会产生的后果。然后就可以制订一个行为改变的计划，比如一个对接听电话有恐惧反应的系统性脱敏方案，或者戒烟方案（McLeod，2003）：降低与吸烟的同事的谈话频率；身上不带两支以上的卷烟（不会享受分发香烟的愉悦）；不断地抽烟，直到感觉恶心；参加一些运动——越少吸烟越有可能感受到运动的愉快。

针对焦虑状态的行为脱敏方法，是逐渐增加个体暴露在引发焦虑的情景中的时间；其他行为修正的方法中可能有更复杂的模式，比如暴露在针对某些行为的内在"惩罚"下，或者其他类型的内在"奖励"——通常以"小步骤"来进行。治疗师和来访者一起决定步子的大小：要足以引起来访者的恐惧（或其他不适反应），但又不致让来访者不能接受。每个步骤都在曲折中前进——注意某个步骤对来访者反应的影响，然后再试下一步。来访者在"相信下一步是有可能实现的"与"发现行动带来的实际效果"之间徘徊。这样一来，他们的信念（或替代观点）就能渐渐地与反应（或恰当反应）趋于一致。

行为主义学派基于"条件作用"的理论框架，把这种流程视为脱敏的程序。我将在下文讨论这一点，但重要的是要看到，行为疗法的工作流程并不一定要以这种机械的方式理解。有一种更人性化的描述方式：来访者当前的反应是刻板僵化的，比如对电话铃声的恐惧反应。来访者"相信"手机没有什么可怕的，但是这个信念并没有告诉他们该如何反应，也没有对他们的反应产生任何影响。这恰恰是问题所在。尽管这个信念不影响他是否能拿起电话，但可以帮助他至少先接近电话。来访者可以思考"这并不危险，所以我至少可以做到这一点，不是吗？"在这种意义上，来访者的反应与他们的想法更加趋于一致。当焦虑水平降低时，来访者的反应程度就会降低，从而可以按照自己认为的不危险的方式触碰电话。"手机没有危险"的信念渐渐地帮助来访者按照自己的意愿采取行动。简而言之，通过促进来访者一步步地采取与自己的信念相符的步骤行动，最初的僵化反应变得柔和了。

认知疗法的创始人之一亚伦·贝克认为，CBT中行为层面的操作流程在很大程度上是独立于行为主义理论的。他写道：

> 有很多行为疗法……表面上看来是来自实验室里的实验和学习理论，实际上，它们很大程度就是人们长久以来用来处理自身各种各样心理问题的方法。

我认为这是事实。比如，在古罗马用来对付过度饮酒的"厌恶疗法"，就是让"来访者"喝一杯放了鳗鱼的酒（Kazdin, 1978）。心理学家帕德玛·达席尔瓦（Padmal da Silva）收集了早期佛教著作中的一系列行为流程，包括系统脱敏、厌恶疗法、刺激控制和行为管理。比如，"刺激控制"的行为流程包括：识别触发不良行为的信号，然后找到消除这些信号的方法。达席尔瓦（Da Silva, 1984）引用过这个例子：

> 库达拉发现自己执着于俗世的财产——一罐豆子种子和一把铁锹——很难继续专心当和尚。他不断地离开寺院回到俗世生活，然后又回寺院，这样来回了七次。每一次，他都回去种下豆子，等

到豆子熟了食用，留下一小罐豆子作为种子，然后再回到寺里。直
到某次他下定决心打破对俗世生活的执念，把所有能看到的、引诱
他的东西都扔掉，这使他再也没有回到俗世。

库达拉"相信"对自己来说做个和尚最好，但却发现自己以一个俗世之
人的方式行动。他不能简单地通过"意志力"来改变这种行为，但可以借用
其他信念——比如相信如果扔掉了铁锹和豆子，就可以停止再这样做了。这
是一个信念，他不仅可以有这个信念，还可以基于这个信念采取行动。在这
里，"观点"和"行为"之间没有差异，这就是他必须从此开始的地方。

还有一个管理暴食行为的例子，达席尔瓦引用了一个国王的故事：国王
咨询佛陀，说自己暴饮暴食后经常睡不好，而且白天没有精神。佛陀说，暴
饮暴食必然会造成这样的问题，并请国王的侄子帮助国王建立训练计划。他
要求侄子背诵关于适度饮食建议的经文，每当国王吃饭时都在旁边看着国
王。当国王要再吃一碗米饭时，侄子要阻止他，并背诵这节经文，提醒他佛
陀的建议。这样国王的注意力就转移了，不会继续吃下去。在下一顿饭中，
侄子只提供上一次国王吃的饭量。经过一再重复和国王的积极合作，国王瘦
了下来，并且精力充沛。事实上，每当侄子念诵一次这段经文来提醒国王，
国王就要捐出一大笔钱。达席尔瓦评论说：

> 这个有趣的故事完全可以被改写为针对肥胖和过度饮食的现
> 代版行为治疗病例报告。除了行为训练计划这一基本概念，还有几
> 个熟悉的元素：
> (1) 获得对饮食反应的控制；
> (2) 控制碗中食物的数量；
> (3) 逐步地、系统性地减少数量；
> (4) 在关键时刻使用预先计划好的提示来中断行为链；

  (5) 借助亲属或家庭成员来执行该计划；

  (6) 国王自己对该计划有所贡献。

  在我看来，没什么不能用"想要""意识""提醒"等日常用语来解释。国王想要改变他的饮食行为；他意识到自己需要帮助；他不能突然把自己的饮食量降低到最佳水平，所以需要逐步完成。他需要提醒，以知道什么时候该停止，而后慢慢做到自己提醒自己。很难想象一个理论说明如何增加我们对流程的理解，尽管这个程序当然可以用"饮食反应""刺激控制""语言线索"等行为学术语重新"装裱"一番。

  目前为止，我的结论是：人们并不需要行为主义的条件作用理论来理解行为疗法的工作方式。我将谈谈这个理论本身是否有条理，以及治疗师对理论的坚持是否会对来访者造成潜在的损害。

理论及其困扰

  行为疗法来源于行为主义心理学，通常被认为始于 1919 年华生（J. B. Watson）发表的《一个行为主义者眼中的心理学》（*Psychology from the Standpoint of a Behaviorst*），他借鉴了巴甫洛夫关于条件作用学习的论述。虽然行为主义的方法通常被认为比其他方法更具"科学性"（McLeod，2003），但在很大程度上，它所衍生的行为主义理论是由关于科学方法的哲学思考所驱动的。行为主义所取代的早期"内省"心理学派认为：心理学应该研究"心智"，即思想、情感和记忆等被认为是"主观"现象的内容，这些内容只有通过体验才能获取。1879 年由威廉·冯特（Wilhelm Wundt）在莱比锡创立的内省学派认为：

   物理学研究外部世界的对象：虽然这个研究必然是以体验为

媒介的，但物理学仍然不是对体验本身的研究。相反，心理学将意识体验作为研究对象。这必须通过内部观察，通过内省来进行。

就像我之前提到过的那样，这幅"外部世界"或"意识体验"的图景扎根于笛卡尔哲学中。纵观整个历史，笛卡尔图景一直影响着心理学，只不过关注的重点在"心灵"与"身体"之间来回切换。内省主义心理学偏好"心灵"，但受到强调身体行为的行为主义心理学挑战。我们会看到，日常意义上的"行为"与"身体动作"有很大不同，但是行为主义背景下的笛卡尔图景却把我们拉往"把行为看作动作模式"的方向。之后，行为主义受到认知心理学的挑战，认知心理学以"内部地图"和"图式"的形式重新引入了"内在"概念。如今，我们或许看到钟摆正开始摆回身体的这个方向，比如，当代研究者的兴趣在于对心理困扰进行神经科学的解释。

并非所有20世纪的心理学都适合这个图式。精神分析强调的是"心智"，而不是"意识体验"，而威廉·詹姆斯和杜威的"机能心理学"则高度怀疑以内省和"内在体验"为核心的心理学。但在此之前，内省学派的研究人员已经发现，通过关注"体验"来研究心理现象的方法存在一些错误。比如，心理学家卡尔·马尔贝（Karl Marbe）在1901年做了一个关于提起物品判断重量的研究。内省主义者的观点是，这样的判断必然基于每次提起重物时的体验、特别是图像。他们的观点是，判断过程必定伴随一些内在的体验。然而，加德纳（1985）写道：

　　　马尔贝发现，在判断重量时，被试报告自己没有将想象的概念作为判断的基础。换句话说，内省的头脑中没有出现任何图像。与冯特的期待相反，被试报告有各种各样模糊的态度掠过意识——犹豫、怀疑、等待答案的到来、感觉答案已经来到了。马尔贝被迫得出结论："目前的数据足以得出结论，不存在判断的心理条

件……甚至……有关观察者也非常惊讶地注意到缺乏与判断过程
相关的体验。"

在引用这段话之后，我们值得在此停一会儿，感受一下笛卡尔式图景产
生的"拉力"，我们会想要说："但人们对每个物体有多沉一定有一种感觉，
他们的判断肯定是以那个感觉为基础的。"实际上，并没有这种"感觉"——
人们就是有能力说这个比那个重。

维特根斯坦注意到（1953/2009），我们有时会对现在是什么时间"有
一种感觉"，但有这种感觉不是因为我们注意到了任何"内在"的东西：我
们脑海中可能有一个钟的图像，或者可能想到了"三点钟"这句话，但这两
者都不是感觉。或者，可能头脑中什么都没有。在这种情况下，我们凭借着
什么说出了"三点钟"呢？——是一种直觉。这种类型的"感觉"是造作的
（fabrications），但我们被其深深吸引。

维特根斯坦经常提醒人们注意这样一个事实，即我们对心理学语言的
使用不是基于内省的观察。比如，当说"我很痛苦"或"我的腿疼"时，我
们并不是在报告"内在的体验"，因为我们根本没在"报告"，而是痛苦地表
达——与哭泣相仿。同样，如果有人说预计明天会下雨，这也不应该被解释
为一个"内在体验"的报告。而是说，如果不下雨，他们会感到惊讶（Purton，
2013a）。一位内省心理学家可能会问，什么体验使其认为会下雨。但是就像
马尔贝发现的那样，答案很可能是："我真的没有体验到什么。我说会下雨
只是因为觉得会下雨——如果没有下，我真的会很惊讶。"维特根斯坦经常
说，我们可能被自己所认为的该如何使用语言的图景误导。其中的一个图景
暗示，语言通常是对体验的报告。但事实上，语言被用于许多其他方面，比
如表达、质疑、强调、怀疑、祈祷和鼓励。"体验"本身很容易被误解，我们
倾向于把它看成"内在"的东西，就像内省心理学所做的那样，但这个词的
实际用法是完全不同的。比如，当有人同意告诉我们他作为警务人员的经历

时，我们期待的主要是他做了什么，发生了什么事情，他是如何回应的，而不是他的内在意象或感觉。我将在第四章更详细地讨论这一部分。

我认为，内省心理学最终发现了一件非常重要的事：心理学不是关于"内在体验"的，而是关于人的生活。心理学当然关心感受、思考和体验，但是它需要远离笛卡尔式的图景，即把感受、思想和体验等视为"于内在发展的"。把所有这些作为讨论的背景很重要，我认为行为主义心理学彻底地"接过了"内省心理学无条理性的、基于"内在"的接力棒，随后以同样基于笛卡尔哲学的"外在"概念取而代之——有充分的理由说行为主义和内省主义一样的无条理。事实上，随着认知科学的兴起，行为主义已经不再被视为一种严肃的心理学方法。然而，正如我在后文论证的，认知心理学通过回归"内在"而远离行为主义，尽管不是以内省心理学的"体验"形式。在这样做的过程中，我认为它并没有从内省主义的失败中学到一些基本教训：即心理学既不如行为主义者所认为的关于"外在"，也不是关于"内在"的。"内在"和"外在"都来自我们从笛卡尔那里继承而来的误导性图景。

正如约翰·华生（John Watson）在其著作中阐述的行为主义观点，作为一种心理学方法，自省的根本困难在于它关注的是"个人的内在事件"。根据其定义可以得知，这些内容并不向科学群体开放。这导致了几个相当不同的立场（虽然这些立场也并不总能分开）：一种观点认为，不存在"内在体验"，只有"外部行为"；另一个观点是，虽然我们可以谈论情感、思想、记忆等，但这些术语实际上指的是行为——比如，人们当然会感到难过，但一些理论家认为"感到悲伤"指的是以某种方式行事；也有人认为，虽然我们确实有"内在体验"，但是它们不能成为科学研究的对象，因为科学只能研究"外部行为"。

行为疗法背后的行为主义理论本质上是一个学习理论，最初借鉴了巴甫洛夫关于"经典条件反射"的著作。其核心思想是，有些行为的本质是对刺激（如食物的出现）的反射或内在反应（如流口水），其他行为则通过进一步将新刺激（如铃声）与原来的刺激联系起来而习得。巴甫洛夫对这个条件作用过程的构想在本质上是机械论的，可以用神经学的术语来解释。对他而言，"刺激"意味着神经末梢的激发，"反应"意味着某种身体动作或其他身体反应。然而，"刺激"一词的意思很快就被扩展到如"感知到的情景"上。这个令人困惑的做法在华生（Watson，1925）的著作中已经有所体现，他在文章中将情景建构为一组复杂的刺激。这样的做法令人困惑，因为情景中不仅包含"刺激"（巴甫洛夫使用的含义），还包含更多内容。"刺激"本质上是一种生理学概念，而"情景"本质上与个体的目标以及其对事物的看法有关。即使是巴甫洛夫的狗，似乎也可以理解它们在听到铃声时分泌的唾液来自饥饿以及预见会有食物出现的反应。用简单的、机械论的方式把狗的行为解释为一种条件作用是不合理的，因为除非狗感到了饥饿，不然根本不会出现分泌唾液的反应（Hamlyn，1970）。

一些更近期的研究似乎证实了，如果它指一种绕过自身情况的感受方式来获得反应，那么至少在人类中不存在"经典条件作用"。在一个典型的"条件作用"实验中，实验者设置在几秒亮光后紧接一声巨大的噪音，以引发实验对象的情绪反应。经过几次重复，可能仅出现光线，就会引发被试的情绪反应。然而，这并不仅仅是一个条件作用反应：被试感知到噪音会紧接着光线出现，几次重复之后，他们就会期待这些噪音——看到光线时就会"为噪音做好准备"。这里所谓的"条件作用"是从总的背景中提取出情境中行为方面的结果。现在，某些海马体受损病人的反应与他们对所处情景的感知是分开的。在条件作用的实验中，他们产生了对光的情绪反应，但无法说清自己为什么如此（Bechara，1995）。其他杏仁核损伤的病人不会产生对光的情绪反应，但会注意到光与噪音之间的联系。然而，在没有脑损伤的正常人群中，"很少或几乎没有令人信服的证据表明，人们会在没有觉察的情况下产生巴甫洛夫条件反应"（McNally，2003）。在人类中，唯一像巴甫洛夫条件作用的情况发生在脑损伤的病人身上。总而言之，似乎巴甫洛夫条件作用的概念，要么是人为地从整个故事中提取了一部分内容，要么是大脑功能失调的病理后果。因此不能把它作为学习的基础来理解。

后来，斯金纳（B. F. Skinner）等也确实认识到巴甫洛夫条件作用最多是一种人为的抽象概念（Hamlyn，1970）。斯金纳提出了这样一个观点：动物一般会积极地回应周围的环境，它们的一些反应会带来奖励或被"强化"，于是那些反应成了稳定的习惯。比如，一只鸽子会啄各种东西，以发现可食用的部分。但是，如果鸽子在"斯金纳箱"里啄一个杠杆，会有更多食物会掉下来，那么它的啄食反应就会重复，或者被"烙印"。斯金纳称之为"操作条件反射"，这显然与经典条件反射有很大不同——没有机械论。我们处理的不再是神经刺激下的生理反应，而是有主观动机的动物如何对所感知到的情况做出反应。如果我们探究鸽子学到了什么，这一点就变得很清楚了：在经典条件作用中，动物学到的（条件化的）是一种特定的身体反应，比如一组特定的身体动作。相比之下，斯金纳的鸽子学会了做一些事情，比如食物释放杆放置的位置。斯金纳关心的是如何解释动物的行为，而不是动物所做的动作。

关键的一点是，不能用一组具体的身体动作来定义一件事（Hamlyn，1953；Peters，1958；Melden，1961；Taylor，1964）。对人类来说这是显而易见的：比如，对于各种可以算作写信的动作——无论是在计算机上写，还是手写、听写等等——不是身体运动，而是整个背景使之成为"写信"这个行为。随着心理学的发展，对动物情况的解释也同样如此。和许多行为主义者一样，托尔曼用迷宫试验了老鼠的学习能力。在一个实验中，他训练老鼠在迷宫里游泳。当时的假设是，通过食物奖励的强化，老鼠去往迷宫尽头的动作模式将被"深深烙印"。然后，托尔曼抽去了迷宫中的水，这使得老鼠必须改用跑的方式。跑与游泳动作不同，所以根据条件作用理论，老鼠应该重新学习如何找到食物。但事实上，老鼠并不需要进一步学习，它们不会在条件作用的影响下以某种特定的方式行动，而是去了解迷宫的情况，知道为了通过这个迷宫要怎么做。托尔曼认为，它们所学到的是迷宫的"心理地图"，可以依据这幅地图来游泳或跑步。

托尔曼的实验工作（Gardner，1987）预示着心理学"认知革命"的开始，但是事后看来，我认为行为主义的方法从一开始就是有缺陷的。具有讽刺意味的是，失败在于行为主义者并不能清楚地阐述什么是行为。他们把行为和动作模式混为一谈。此外，他们也混淆了"对刺激做出反应"这个概念，这个概念从因果的、生理学的角度可以被理解为"对某种情况的反应"，这就属于另一个非常不同的概念框架了。

他们也不明白在解释行为时需要涉及哪些内容。理解一个人（或动物）的反应通常不需要涉及任何因果知识，只需要把人或动物的反应放到一个看似合理的解释中，理解他们想要什么以及如何看待自己的处境。如果我们想要解释为什么托尔曼的老鼠通过了迷宫，那么要问的不是"什么让它们跑过迷宫"。这类问题很奇怪，就好像你看到某个人跑向公交车，还问"他为什么跑步？"一样，我们想要知道的是他为什么跑。若想知道对方跑步的原因，问法是不一样的。相比之下，对这件事情的自然解释就是，人们想要赶紧回家，于是用跑步这种方式。同样，对托尔曼的老鼠跑过迷宫的解释也是一个道理，无非就是它们想要得到食物，并已经知道了食物所在。

拒绝行为主义对学习和行为的描述，并不意味着拒绝行为主义心理学发现的一切。比如如果采用"奖励"而不是"惩罚"，那么"条件作用"会更为有效。如果把这理解为关于人类学习的事实，那么它是值得了解的。同样，"动物行为主义者"或"行为研究者"强调"内在固有"的普遍性，而不是习得的形式，他们发现了一种以前鲜少提过的行为。根据他们的理论，在某些情况下，动物彼此竞争的"驱力"同时被激活，导致其无法执行其通常可以执行的某种活动。比如，"战斗"和"逃跑"反应都被激活的小鸟可能既不逃跑也不战斗，而是啄食地面。行为学家把这种行为称为"置换行为"，其中一个解释是，两种驱动力的能量"溢出"到一种看似无关的行为中（Tinbergen，1951）。带着这些想法回顾人类的行为（Austin，1970），也能发现类似的东西——比如，当不知道该怎么做时，我们有时会拨弄自己的大拇指，或者挠挠头。这种行为的存在并不是微不足道的，因为正如我之前提到过的，我们经常关心的一个问题是，一个人在做某件事情时是否在完全意义上"做事情"。可以把置换行为视为我们不直接做某件事时会做的事情，比如在仪式中最严肃的环节里，某人坐在那里捻着拇指——他只是在很困难的情况下不知道自己该留下还是离开。了解置换行为是值得的，我们不用接受动物行为学理论中关于驱力和能量泄漏的概念，就能把这个分类加入"某人做了某些事情"的列表上。我们可以忽略这个理论，同时借动物行为学的发现扩展对于人类行为的普遍理解。我认为，这也适用于行为主义心理学的发现。

在本章的第一部分，我讨论了从行为主义心理学中衍生出来的各种内容。我们看到，即使在不深究行为主义条件作用理论的情况下，也可以说明这些内容。现在，对这一理论的讨论少之又少，因为人们已经清楚地认识到，解释行为和行为问题时所需的不是"刺激"和"反应"，而是"感知到的情况"和"行动"。尽管如此，在刺激—反应理论背景下发展的内容仍然可以保留——不使用"刺激""条件作用""强化"等行为主义术语，只需重新描述即可。我对行为疗法的建议是，放弃理论，回归对行为程序有效性的日常理解。

理论及其危险

行为主义理论带给人们一种特殊的思考人类的方式。这种思维方式不是从对情况的了解及对什么是有价值的观点这个角度解释行为，而是从所接触的条件作用时间表来看。对于像斯金纳这样的行为主义者来说，谈论"我们对事态的看法"或"我们的价值观"是前科学的对话，涉及不可观察的"内在"实体，因此应该被拒绝。这种拒绝带来的结果也包括斯金纳对人类生活与社会的深刻思考，他在《科学与人类行为》（*Science and Human Behavior*，

1953）和《超越自由与尊严》（*Beyond Freedom and Dignity*，1971a）中概述了这一点。他还写了一本小说《瓦尔登第二》（*Walden Two*，1976），描绘了按照行为主义理论组织起来的社会，那是一个领导人行事相当温和但充满控制的社会。斯金纳写道："我们必须把对群众的整体控制权交给专业人士——警察、牧师、教师、治疗师等，运用专业的强化手段和编纂成册的应急预案来治理。"

其他行为主义者并没有如此坚持，但是这个理论的基本原理确实是通过像"代币经济"的技术来实现的，人们用它来改变患者的行为（Allyon & Azrin, 1968）。正如约翰·麦克劳德（John McLeod，2003）所指出的那样，这种制度的有效性取决于是否存在一个有控制力的社会环境，取决于那些有权力控制病人生命的人——虽然那些人可能会认为这种控制是为了病人的利益，但其实缺乏对病人自己意见和目标的尊重。

斯金纳本人提出了核心问题：我们似乎要在"强调自由和尊严的社会安排和治疗程序"与"强调社会控制的价值观的社会安排和治疗程序"间做出选择。斯金纳准备好放弃通常意义上的自由和尊严，赞成一种根据强化方案构建的社会和治疗形式，以此塑造社会中令人满意的行为。

也有人认为，斯金纳的立场存在根本上的不一致。他似乎想通过理性来说服我们他是正确的，但同时也断言我们的选择不是基于理性：如果被他在《瓦尔登第二》中所描述的引人入胜的乌托邦社区强化，我们就会采纳他的方法。本书不会深入讨论这个问题，简单地说，行为主义理论与大多数心理咨询和治疗的精神和实践大相径庭。这种精神和实践鼓励人们找到自己的方式来解决问题、塑造社会情境。而不是由治疗师建立一套强化方案，以社会认可的方式改变来访者的行为。当然，正如我已经强调的那样，这并不意味着治疗不能使用行为技术，但是这种使用的背景基于来访者的自由选择。换句话说，技术将在保证个体自由和尊严的整体背景下使用。

我们已经看到，条件作用本身只存在于一个更大的背景中，即人们对他们所处情况的回应。我们在巴甫洛夫的工作中找不到机械论的人类条件作用，尽管人们可能不仅在理智层面回应环境因素。确实，在条件作用实验中，受试者不仅理解声音出现于光线之后，还发现自己的肌肉张力在增加。然而，我们不能将生理反应抽离情境，用纯粹生理学术语来"解释"它。如果没有情境，甚至不会有反应——除非大脑受损。

我认为，这与理论应用密切相关。如果我们把行为技术从人的关系背景中抽离出来，那么我们最终会把人看作物品，或者最多当作需要接受训练的动物。这似乎是不伦理的，而且很有可能是无效的，因为受到这样的对待会让人非常生气。如果要使用这些技术，就要在人际关系的背景下让来访者自由地考虑某种特定的技术是否对他们有帮助。行为主义理论的危险在于它从整个人类情境中抽离了出来，这就可能导致治疗师以不完全人性的方式来对待来访者。

小结

行为疗法是当代认知行为疗法的组成部分，但它最初根植的行为主义理论早已被人们放弃。行为疗法的实践已经证明了它的价值，也可以用一种常识性的方式来理解。尽管如此，这个理论及其前身——内省主义——是值得研究的，因为它们共同让我们看到了一些自那以后就一直困扰着心理学和心理学观念的不一致的东西。这样的不一致是笛卡尔式的、"外部世界"对立"意识经验"的图景中固有的，正是这种图景造成了行为主义理论的困难所在，并因而被抛弃。就实践而言，行为技术在治疗上可能是有价值的，前提是要脱离理论，并在人类行为和感知的常识背景中重新定位。

第四章

人本主义疗法

在本章以及随后关于个体治疗方法的大部分章节中，我将概述每一种方法的核心常识——在没有相关理论的情况下，这些方法的实践也是可以被理解的。然后我将讨论理论的混乱之处，以及固着于理论的危险。

罗杰斯认为，治疗师需要提供一种人际间的气氛，让来访者感到足够的安全，以探索他们的困难。在初期，罗杰斯写道（1942）：

> 在这种方法中，治疗师温暖地接纳来访者，不以任何形式胁迫或给他们施加压力，可以使来访者最大限度地表达自己的感受、态度和问题……在这种情绪完全自由同时又有良好框架的独特体验中，来访者可以自由地识别和理解自己积极的和消极的冲动及模式，这在其他关系中是体验不到的。

罗杰斯渐渐辨识出了这种人际"氛围"中的不同方面，即治疗师对来访者的态度是"接纳""共情"和"真实"的。但他也倾向于不把这些方面区分得太清楚。他在晚年接受采访时说道（Baldwin，1987）：

> 我倾向于认为，也许我过于强调三个基本条件了（一致性、无

条件积极关注和共情理解）。或许围绕着这些条件的某些东西，才是治疗中真正重要的因素——即自身一种清晰、明了的临在。

他早已提及，有效的治疗只需要一个条件。他写道（1961），可以"用一个词来陈述这个假定的条件……即来访者体验到自己被完全"接纳（received）"。治疗师不需要就来访者的说法做出任何判断或解释，而只要"接纳"来访者。

然而，治疗师如何提供罗杰斯所提倡的接纳与促进性的气氛呢？罗杰斯主要的做法是向来访者反馈（reflect，也作"反射"）他们说过的话。一项研究（Merry，2000）发现，罗杰斯超过80%的回应是这种反馈。当然，这种"反馈"并不仅仅是鹦鹉学舌来访者的话语，而是简要地传达来访者所说内容的精髓。罗杰斯（1951）写道：

> 有一个来访者说道："我觉得母亲一直在看着我，批评我做的事情。这让我的内心翻江倒海。我尽量克制，但当我觉得她那老鹰般的眼睛紧盯着我时，我的内心就在沸腾。"
>
> 治疗师的回应或许会是："你讨厌她的批评"。这种回应可能会以共情的口吻说出来，就好像在说："如果我对你的理解准确的话，你对她的批评感到非常不满，是吗？"如果用的是这种态度和语气，那么可能有助于促进来访者进一步的表达。

罗杰斯对自己在做的事情的看法很有意思。他写道（1986）："我不是试图'反馈感受'，而是试图确认我对来访者的世界的理解是否正确——我看到的是否就是来访者此刻所体验到的。"因此，对罗杰斯来说，反馈似乎主要是为了确保对来访者的理解是否正确。来访者感到被深深地理解了，从而可以更充分地表达自己。但是罗杰斯承认，还有另外一个方面需要思考。他的一个来访者（Slack，1985）写道：

> 罗杰斯博士就像是一面神奇的镜子，咨询过程就像是我向那
> 面镜子发射光线。我看向镜子，看到了自己的现实……这个体验让
> 我有机会看到未被外在观察者污染的自己。

为了回应这番话，罗杰斯写道："在了解来访者体验的过程中，我们会意识到这样的反馈确实是一面镜子"，而在另一篇文章中，罗杰斯（1986）说："这样回应的好处在于，它能让来访者充分认识到自己正向的目的和目标。为来访者举起一面镜子是有价值的。"

我认为，如果把所有这些整合起来看，罗杰斯做的首先是向来访者展示自己的真诚接受——无论来访者可能会告诉他什么；其次，这样的尝试取得了一些成功，他理解了来访者所说的内容。这两件事情对于帮助来访者感到安全并进一步表达自己至关重要。最后，当来访者听到另一个表述版本，看到"镜子里的自己"时，就更有能力判断自己的表达是否充分，是否可以再次尝试，也会得到治疗师的再次反馈。这个过程会持续下去，直到来访者充分地表达了自己想说的话。

罗杰斯的年轻同事尤金·简德林（Eugene Gendlin，1968）着重强调治疗师和来访者间的这种互动模式。简德林研究了大量治疗录音，想要了解什么能够带来最有效的治疗改变。他总结道，来访者谈论生活中或童年时的事件、猜测遇到的困难或被情绪淹没的原因，往往对治疗都不是很有帮助。相反，更有帮助的对话模式是：来访者表达，治疗师给出反馈，来访者修正："这不完全是那样……更像是这样……"，治疗师再反馈新的说法，来访者接着说"是的，就是这样，但好像还有一点不对……"一直到来访者满意，感觉表达了想说的话为止。简德林把这种关注对方反应并逐步澄清语言表达的过程称为"聚焦"，认为这是一个非常重要的因素——不仅对心理治疗，其他许

多情况中人们也会试着以这样的方式找到正确的表达。这个过程并不神秘，因为它所涉及的其实也就是持续地关注人们对不明确事物的反应，并找到表达这种反应的方式。

聚焦过程的本质是蜿蜒曲折的，这与行为主义的"蜿蜒曲折"刚好是互补的。来访者在他们的感受、自己对这个感受的反应，以及反应的表达之间来回切换。比如，有位来访者谈到自己陷入了困境——他也可以坚持使用之前的表达方式，但这就不会发生太多的变化——注意到了自己的反应，说："这让我觉得有点扭曲。"这是一种反应在语言形式上的表达。治疗师反馈来访者的话，让来访者开始思考"这样表达对吗？还有更多需要表达的东西吗？"来访者再次关注自己的反应，觉得这个令人不安的情况不仅仅是因为他被扭曲了，还因为自己处于一种不得不扭曲的状态。治疗师继续反馈这一点，来访者再次关注自己刚刚所说的话——这么说对吗？他感受一下"被迫扭曲"的感觉，并且体验到一个新的反应：用这样的方式表达，不知怎么地让他感到一种释放，同时还有一些畏缩。那么这种畏缩感是怎么回事？他觉得自己可能是尴尬——或者说更多的是羞耻——因为允许自己被扭曲。他注意到了这份畏缩，并且在刚才所说的内容与自己的感受之间来回移动。是的，比起"尴尬"，更多的是"羞耻"……一而再再而三地在自己的反应与合适的表达之间持续地来回"移动"，他们对事情的看法可能会渐渐稳定，变得清晰起来："是的，就是这样，我再一次让自己对别人的需求保持过于开放的态度，最后的结果是我让他们失望了"。

只有当来访者对自身实际的感受和反应保持敏感，这个"聚焦"过程才能运作。如果来访者说："我就是感到尴尬而已。任何人都会在这种情况下感到尴尬的。"那么这种固定的、常规的表达就不能提供改变的机会。为了有所改变，来访者必须放弃常规表达，并允许自己敞开表达实际感受。他们需要用感受到的反应来逐渐摸清自己对事情的看法。通过聚焦过程的"移动"，来访者逐渐接近这样一个位置，即他们所表达的观点是对自己感受到的反应的充分阐述。"感受到的反应"逐渐影响着"观点"，就像在行为疗法里一样，"观点"逐渐影响着"感受到的反应"。在这两种情况下，治疗过程都会让最初僵硬、传统或者刻板的印象变得松动或软化。我会在后文继续讨论在"观点"与"反应"之间来回移动的意义，但是现在我们需要回到人本主义疗法中更广泛的原则。

聚焦过程如何产生帮助似乎已经很清楚了。通过这个过程，来访者可以形成一种对自身困难的看法，而且这个看法能清晰完整地表达他们对这件事情的反应。他们不再对自己的反应方式感到不安和困惑，也知道了整个过程的来龙去脉，然后就可以开始考虑要做些什么了。甚至在进一步行动之前，他们已经通过"聚焦"的过程发生了改变。他们现在的反应更为具体、明确，表达也更为清晰。他们可能会对自己说："好吧，事情似乎比想象中要糟糕得多，但即便如此，我还是因看清事情的真相而感到轻松。"

简德林详细说明了当治疗师用罗杰斯推荐的方式给来访者反馈时所发生的情况，而且他的"聚焦"过程坚守以人为本的方法（Purton，2004）。只有当治疗师创造了让来访者安全或可以清晰地表达自己反应的条件，治疗才是有效的。罗杰斯强调条件，但他对于这些条件为什么具有促进作用几乎没给出什么理论解释。他的观点是常识性的：人类深深地需要来自其他人的爱和尊重，所以当个体自己的感受与别人期望他感受到的感受之间有冲突，那么他就会倾向于不再表达自己真实的感受，而是进入某种形式的自我欺骗。于是，出于被拒绝的恐惧，个体习惯了自我欺骗，不让自己感受真正的所思所想，这可能就会导致焦虑和困惑。人们会发现自己的行为与看法是不一致的，会因感觉到一些自认为自己不可能有的感受而吃惊，而且可能因此要进一步的自我欺骗，以维持一直以来呈现在关系中的样子。罗杰斯是这样表述的：我们需要别人的认可，这导致了对"价值条件（conditions of worth）"的内摄。而人本主义的治疗，就是用接纳的氛围来"消解"价值条件，从而在治疗中产生促进性的作用。然而显而易见的是，这种更具技术性的表述方式并没有为罗杰斯的基本解释增加任何内容。

人本主义疗法的多种版本

曾经有人提出，人本主义疗法存在两种不同的版本，其中一个版本主要源于罗杰斯早期的方法，巴雷特-伦纳德（Barrett-Lennard，1998）将其定义为"非指导性反馈疗法"。这就是到目前为止我讨论的方法的变体（如果把对聚焦取向疗法的详细阐述也包括在内的话）。另一版人本主义疗法来源于罗杰斯后期强调的一致性和关系。这个版本认为，治疗师在治疗情境中作为一个完整真实的人，以接纳和共情的方式与来访者在一起，为来访者提供一种疗愈性的临在。这种方法不那么强调反馈或者共情的技巧，治疗师没有具体的目标（如，促进来访者的一致性），是一种着重"存在"而不是"作为"的疗法。这种方法强调个人的成长（Mearns，1997），因为成为一个起作用的治疗师不仅在于培养技能，更在于成为一个真正的人。

这里强调的是，治疗师和来访者在一起时是全然临在的，或者"与来访者深度的联结"（Mearns & Cooper，2005）。就罗杰斯的"条件"而言，他最强调的是"一致性"，尽管罗杰斯（1980）在他的晚年也写到了"治疗师的临在"的重要性。治疗中最重要的是治疗师与来访者之间的关系，或者说互动的方式，这种观点已被治疗结果的研究所证实（Cooper，2008）。然而，虽然治疗师和来访者之间良好的关系很重要，但这似乎是非常常识性的问题，很难看出理论可以起到什么作用——尽管可以探索"关系中究竟什么最为重要"，以及"罗杰斯相对重要的'条件'是否因人而异"。

试图彻底分割人本主义疗法的这两个版本也许是有误导性的。聚焦取向疗法当然具有"在深处联结"这一维度。比如，在一次大会演讲中，简德林（1990）说：

　　与另一个人一起工作的精髓，就是作为一个活生生的个体存
在在那里……认识到对方也是一个个体是关键，哪怕对方是一只
猫或者一只鸟，如果你想帮助他，首先必须知道那里有"某个个
体"存在，你必须等待那个"个体"和你联结。

　　在简德林看来，对于深度人际接触的强调比反馈性倾听或聚焦更为基
本，贯穿了整个人本主义。即使在当代认知疗法中，它的重要性也得到了承
认（Neenan & Dryden，2004），人本主义疗法的第二个版本对其做了最完整
的表达。

核心常识

　　罗杰斯区分了众所周知的接纳、移情和他通常所说的"一致性"这些
"核心条件"，这也许是理论的开端。然而，从常识的角度来看，这些条件理
所当然会促进自我表达和自我认识。就接纳而言，如果治疗师否定或评价来
访者的感受，那么来访者肯定会觉得难以表达或明确自己的感受。虽然治疗
师对来访者的共情并不是自我表达的必要条件（实际上有时误解反而可以
帮助来访者澄清真正的意思），但如果治疗师对来访者正在谈论的事情一无
所知，来访者也更难找到合适的语言来表达自己。如果治疗师几乎没有同理
心，就无法以能够鼓励来访者进一步探索的方式做出回应。来访者会因为需
要纠正治疗师的理解而分心，也会觉得自己说的话总是错误的，因为治疗师
无法理解这番话的意思。治疗师的共情越少，来访者就越难以自由地表达自
己。我认为不需要任何理论就能解释为什么会这样。

　　就一致性而言，情况更为复杂。"一致性"是人本主义疗法中引起争议
的一个条件（Haugh，2001；Purton，2013）。我认为一部分原因在于某种程度
上这是罗杰斯的理论概念，也在于罗杰斯使用这个术语时有两个不同的背

景。一个背景是"一致性"作为有效治疗的条件指"治疗师的真实性",即治疗师与来访者在一起时需要是诚恳的(真实的,真诚的),尤其是在接纳和共情来访者的过程中。罗杰斯指出,如果治疗师假装接纳或共情,疗法就不太可能有效。来访者会感受到这种假装,治疗过程将被破坏。然而,罗杰斯所谓的"诚恳"似乎不仅仅指无意的欺骗:如果治疗师自我欺骗,塑造对来访者的态度,治疗的努力也会受到损害,来访者同样能感受到这一点,进而意识到治疗师并没有真正地接纳或理解他们。"诚恳"似乎是一个很好的词,既包括欺骗别人,也包括自欺欺人。

但是,我们不能简单地将"一致性"与日常意义上的"诚恳"等同起来。这是因为罗杰斯也在另一个背景下使用"一致性",即来访者越来越能意识到自己的真实感受。治疗过程被看作来访者日益"一致"的过程,这意味着来访者不再自我欺骗,逐渐意识到自己的实际感受,而不是"自我暗示"。此处涉及的只是自欺欺人,而不是欺骗他人。作为一名治疗师,罗杰斯并不关心来访者是否对别人撒谎,而是关心他们是否对自己撒谎。所以我认为,罗杰斯的立场是正确的,如果想让来访者少一些自我欺骗,进而少一些困扰,治疗师就应该是诚恳的(以及接纳与共情的)。

自我欺骗

可以说,罗杰斯的方法中所涉及的内容可以用一个基本的常识性解释来完成,不过这个解释大量地运用了自欺欺人的概念。这当然是一种日常概念,但它似乎相当令人费解,甚至自相矛盾——因为当欺骗自己时,我们既知道又不知道一些什么(Fingarette,1969)。有人或许会提出,如果要理解自欺欺人的意思,我们需要一些理论。罗杰斯的"不一致"理论和弗洛伊德的无意识理论或许可以作为备选,但我认为这两者都不能令人满意。其实,我觉得用常识来解释自欺欺人是很有可能的,我们并不需要其他理论。

　　自欺欺人的常识性解释如下。需要首先考虑一下这样的事实，即我们留意到（aware）这些事物，但这些事物并不在我们明确的焦点意识（focal consciousness）中。"留意（aware）"和"意识（conscious）"这两个词的日常用法已经有所不同了（White，1964）。相比"当与他交谈时，她已经很清楚他做过什么，但是她什么都没说"，"她已经留意到他做过什么"是不同的。第一句话的意思是，当他们见面的时候，她知道他做了什么，但是在见面时不一定想到了那些事；而第二句话的意思是，他们在说话的时候她一直在想着或者为他所做的事情而困扰。同样，一边开车一边交谈时，人们可能不会意识到或记住驾驶过程中看到的大部分事情。但能够留意到道路情况、交通灯的变化等等。人们会留意到这些情况（Fingarette，1998），但并不是他们关注的中心。同样，在观看话剧时，人们留意到（aware）自己正坐在剧院里，但是人们注意着（conscious of）剧中情节。当一个人沉浸在话剧演出中，他的同伴可能很难把他的注意力引向剧院座位安排上——这不是他的注意力所在，也不是他想要注意的。

　　留意某件事和意识某件事之间的尝试性区别，可以用来清晰地阐述自我欺骗的例子：人们留意到自己的嫉妒，但没有意识到自己在嫉妒，而且他们也不想意识到这一点。比如人们留意到路况，会加以考虑，但路况不在其意识中。同样，一个人的嫉妒表现在他的行动以及他会如何理解别人的行为上，但他可能并没有注意到自己正在做什么，因此可能不会意识到这一点。我并不是说"留意"和"意识"这两个词的用法总照此区分，或许这里使用的例子是不确定的。我只想引起人们的关注，无论日常用语的使用是否始终如一，加以区分是很有用的。常识和日常用语有时需要改进，但这种改进并不涉及理论概念的引入。

　　罗杰斯的工作非常有价值，他使我们的注意力敏锐地集中到自我欺骗（或者说生活中"不一致"）的普遍性上，注意到了它可能导致的麻烦后果，以及若想变得更加具有一致性，我们最需要什么。许多人本主义治疗师

（Rogers, 1959; Bozarth, 1998）似乎认为，所有的心理问题都是由于"不一致"以及"价值条件的内摄"引起的，因此所有心理治疗都应通过提供罗杰斯所描述的接纳、共情和一致性的氛围来消除这些价值条件。然而，正如我多年来的观点（Purton, 2002），这令人难以置信：比如，创伤后应激障碍或创伤性动物恐怖症该怎么与这个观点吻合？我将在后面的章节中探讨，其他类型的治疗方法可能更适合于这类困难。

尽管如此，罗杰斯的方法对很多来访者的困难都是很有帮助的。其主要目的是帮助来访者找到真实或"一致性"地表达自己反应的方法。治疗的过程包括：原来出于对被评判的恐惧而言不由衷的话，现在可以真诚地表达。来访者不再需要隐藏或假装自己的感受，情感得以释放，可以更完全地做自己，对事物的看法和反应也不再存在冲突。因此，治疗过程本质上是一种疗愈，即"恢复完整性"。

这个过程可以类比为，一个最初吸收了母亲对某种情况的焦虑反应的孩子，意识到并不是所有人都是以这种方式来反应的。孩子越来越相信自己的反应，意识到他的反应实际上和很多人是一样的——这样的看法更符合实际情况，甚至最终可能会使母亲也以不那么焦虑的方式来反应。我们可以把人本主义的方法视为鼓励来访者重新调整自己看待事物的观点，以使其观点符合实际反应。来访者的"麻烦"在于，他们失去了与自己真实反应的接触。在重新发现自己真正的反应是什么后，他们可能会想要做出些改变，但这就是另一回事了，这点在人本主义的治疗中并不突显。

理论及其困扰

"体验"和"不一致"

默恩斯和索恩（Mearns and Thorne，1988）曾经写道，人本主义的方法"就理论概念而言是轻装前行的"。这番话在很大程度上是对的，但是罗杰斯确实也曾在一篇论文《走向人的科学》（Towards a science of the person）中讨论过他的理论观点，并且在科赫（Koch）的三大卷著作《心理学：一门科学的研究》（*Psychology: A Study of a Science*）中贡献了很长的一章，构建了一个广泛的理论结构。在其余文章中，罗杰斯并不怎么注重发展理论，在他1959年写的大多数理论文章中，有我在第一章曾引用过的一句评论："理论是可变且不断变化着的尝试，用纤弱的游丝编织出一张包含着可靠事实的网"。尽管如此，1959年的论文建构了一个重要的理论，它遵循假设-演绎的方法，采用了逻辑经验主义哲学科学中在当时具有主导性和特征性的"理论建构"和"功能关系"等术语。

在这套理论中，罗杰斯的核心观点是：当自我概念与体验不匹配时，人们就会感到困惑，而自我概念与体验之间的错位是通过对价值条件的内摄而产生的。"自我概念"在这里是一个理论术语：人们在日常生活中自我概念的方式，与他们和他人交互，以及他人自我欺骗的能力的方式是不一样的。当然，心理术语会逐渐渗透到日常语言中，所以如今当人们说"我的自我概念很差"，只是想表示自己不太高看自己。但对罗杰斯来说，"自我概念"是一个理论术语的定义。在1959年的论文中，他纳入了一个关于"建构的案例史"的长文（The Case History of a Construct），在其中建构了"自我"或"自我概念"。这两个术语在罗杰斯的理论中并不完全相同，虽然它们都是理论的建构而不是描述性术语。"体验"也是罗杰斯的理论术语，虽然这一点经常被人们忽视。罗杰斯所说的"体验"并不是指我们有意识的东西。对罗杰斯来说，它包括"个人没有意识到的事，以及所有意识中的现象"。这也是弗洛伊德所强调的，比如一个人可能会很恼怒，同时没有意识到自己很恼怒。以罗杰斯的术语来说，这个人的"自我概念"与他的"体验"是不一致的，即个体可能会有一个自己不知道、没有意识到的体验。正如罗杰斯在一定程度上意识到的那样，这种"体验"的概念显然理解起来是有困难的。他写道：

> 我们迫切需要新的、更巧妙的测量工具……最迫切需要的是操作性定义"体验"的方法，以测量自我概念和体验、觉察与体验等概念之间的差异。这将使理论体系中一些最重要的假设得到检验。

罗杰斯明确指出"体验"是一个理论上的建构，在这个意义上，认识一个人的"体验"是什么是个严肃的问题。我认为，我们在这里所说的是一种概念，与心理动力学中的议题非常相似，即我们要如何知道"无意识"中正在发生什么。甚至可以说这两个问题是一样的，因为尽管罗杰斯并不使用弗洛伊德的术语，但他的思维方式与弗洛伊德（Ellingham，2001）并没有太大的区别。

罗杰斯的理论观点是，"一致"指个体的"自我概念"与其"体验"相匹配（1959）：

> 当自我的体验被准确地象征化，并以准确的象征形式被包括在自我概念中时，就是自我概念与体验的一致状态。

罗杰斯从几何学（Kirschenbaum，1979）中借用了"一致（congruent）"这个术语，如果两个三角形的形状和大小完全一致，可以完全相互匹配，那么这两个三角形就被称为"全等（congruent）"。为了检查两个三角形是否完

全匹配，必须仔细观察每个三角形的形状和大小。罗杰斯把它作为表达一致
性的一种图景，但我们很难看出如何在实践中使用这幅图景，因为尽管我们
可以仔细观察个体对自己的描述——罗杰斯（1959）在这里使用了斯蒂芬森
的Q分类技巧——但我们无法观察他们的体验，甚至他们自己也无法观察到
自己意识之外的体验，而那些恰巧是研究者们所感兴趣的、与不一致有关的
内容。我认为造成这方面困难的原因在于把"一致性"看作"自我概念"与
"体验"的匹配，但这幅图景很吸引我们，因为它是我们从笛卡尔哲学中继承
的图景的延伸，认为通过反思可以观察到内在舞台中的"心灵"（除了"向内
看"内在舞台，舞台上还有一些东西是隐藏的。）

"内在"和"外在"

笛卡尔把人描绘成具有"内在"和"外在"两个方面。外在是"身体"及
其运动；内在的方面有不同的名称："意识""主观经验""经验领域""现象
领域"（1959）。罗杰斯写道：

> 在我的内在——从内在的参照系——我可以"知道"我爱、
> 恨、感受、感知、理解。我可能相信或不相信，喜欢或不喜欢，感兴
> 趣或觉得无聊。这些都是我们经常检查的假设，正如简德林所展现
> 的那样，参考前概念体验（preconceptual experiencing）。所以我可
> 以问自己："我真的恨他吗？"来检查我的假设。当参考自己的体验
> 时，我意识到我是嫉妒而不是憎恨。只有参照自己的感受，才能对
> 答案进行概念化。

根据这个图景，我们把注意力转向内在的"前概念心流"，通过参考体
验，我们可以决定感受到的是什么，但不能以同样的方式知道其他人的感
受，因为我们不能直接进入他人的"内在体验"。我们能看到的只是他们的

"外在行为"。

维特根斯坦对这一"内在"的图景提出了批判性的关注。他写道（Wittgenstein，1992）：

> "内在"是一个错觉。这个词所暗示的整个复杂理念，就像是在语词的实际使用场景前拉起的一块彩绘窗帘。

他不是指日常对话中的"内在"都会带来错觉。当提到一个人的"内心世界"，我们可能只是指他的想法和感受。维特根斯坦反对的是笛卡尔式的图景，即认为"主观体验"在本质上是向所有人隐藏的，只有自己知道。维特根斯坦并不是行为主义者，尽管人们常有这样的误解；他只是认为"内在事件与外在事件"的哲学图景是有误导性的。这需要进一步解释。

考虑一个我们可能认为是典型"内在事件"的例子，比如痛苦。相应的"外在事件"就是痛苦的行为，如尖叫或挣扎。依据"内外"图景，在地板上挣扎、哭泣的人，其体验在本质上是私密的、内在的、无法被别人观察到的，也就是我们所说的"痛苦"。但行为主义者看法不同，他们认为挣扎和哭泣本身就是"痛苦"。这两种说法都有问题，因为两者都难以解释儿童是如何学习使用"痛苦"一词的。他们不能通过把"痛苦"一词与他人内心的痛苦事件联系起来而学习，因为这个事件是"内在的"，因此是"隐藏的"。根据这个图景，痛苦——不像挣扎和呻吟——是看不见或听不见的。但是，他们也不会简单地认为"痛苦就是挣扎"（行为主义者犯的错误），因为人们无法理解为什么当他人感到痛苦时，我们会觉得需要为他们做些什么——就好像人们不会无动于衷地说："哦，是的，布鲁诺在走上走下，查理痛苦地挣扎，艾玛正望着窗外。"把痛苦变成一种"内在"事件会让人们看不见它；把它变成"外在"的事件则意味着不需要做些什么。

维特根斯坦认为，我们学会使用"痛苦"这个词，既不是对"内在"事件的描述，也不是对"外在"行为形式的描述。"痛苦"这个词根本上就不是用来描述的。"查理很痛苦"主要表达的是一种态度，"可怜的查理"同样也可以表达这种态度，是我们想要缓解和安慰其痛苦的自然冲动的延伸。同样，"我很痛苦"不应该被建构为对内在状态的描述；它基本上和"这真疼！"或"哎哟！"是一样的，而这些表达是呻吟或尖叫等非语言反应在语言上的替代。

情绪很大程度上也是如此。拿嫉妒来比方，嫉妒是人类生活中一种常见的模式。大致而言，当一个人需要另一个人特别的关注，但另一个人更多地关注第三人，我们会描述这个人在某种情况下嫉妒第三人。嫉妒通常出现在幼儿期，比如母亲更注意某个孩子，另一个孩子会为此烦恼或生气，并试图取代对方，以获得母亲的关注。在这种情况下，我们能清楚地看到孩子的嫉妒，表现在其特殊情况下的行为上。当孩子的语言能力开始发展时，父母可能不再会简单地以行为来回应，而是诠释以"你嫉妒了"。孩子随之认识到嫉妒所特有的情景和行为，并对兄弟姐妹喊："嫉妒！"或"你嫉妒了！"最后，他们学会描述自己为"嫉妒的！"或"我嫉妒了"，而不再试着以更原始的行为博取母亲的关注。用语言表达"我很嫉妒"是一种新的行为形式，取代了原来的行为。它没有描述"外部"行为，也不是对"内部"事件的报告——它根本就不是一个描述或报告。这是一种表达，是最初行为表现的语言表达版本。

在此后的语言发展中，"他感到痛苦（嫉妒）"和"我感到痛苦（嫉妒）"可以用来作为描述或报告（Moyal-Sharock，2000）。当然这取决于具体情境。如果我弄伤了手臂，朋友问："你怎么样？"我回答说："很痛！"这就是一种表达，朋友自然地回应以关心。但是如果我正在接受医学检查，医生说："是非常痛，还是很轻微的痛？"我说："很痛"，那么我就是在向医生汇报或描述我的感受。但是，这些后来对"痛苦"一词的描述性使用建立在早期的表达性使用上；它们是个体在各种不同的情况下可能的自然表达。"我很痛苦"或"他很痛苦"根本不是用来描述的。这就是为什么维特根斯坦说，"内在"

是一种错觉……就像是一块彩绘窗帘，拉在实际场景前。

一种思考"不一致性"的新方式

在这样的背景下，我们可以用新的方式来思考"不一致性"。想象一个场景，查理注意到安妮卡面带微笑在与提奥交谈，他向他们大步走去，不耐烦地对安妮卡说："快点，已经很晚了。我们该走了，再见，提奥。"现在，我会加入更多的背景信息，以让读者明确查理是嫉妒了——比如查理被安妮卡吸引，但不确定她对自己的感情。小说家对这种情景和行为的描述方式会让我们得出"这显然是在嫉妒"的结论。在观察到这些事件后，我们问查理他是否感到嫉妒。他说——而且并不是在说谎——"不，我只是有点着急，时间太晚了。"如果我们认为查理是"不一致"的，意味着我们不相信他的话与感情有关——他说的话没有表达出这些感受；也就是说，我们不相信查理是以一种自发的、富有表现力的方式表达"我只是有点着急"。我们会认为，他之所以这样说是因为他不想承认自己嫉妒了，或许他不想被人看作善妒之人。总之，"着急"是为了试图避免批评，"不一致性"因此出现：我们看起来似乎在表达一些东西，但实际上并没有。

现在可以回过头来回答那些看起来无法回答的问题了——如果依然像罗杰斯（和弗洛伊德）那样使用"内部"状态和"外部"行为的图景，那么这些问题确实看起来是无法回答的。问题是：来访者（或者任何人）如何知道自己正处于"不一致"中。之所以会产生困难，是因为误解了"我现在意识到了自己在嫉妒"这句话，误把它当作关于个人内在状态的报告。我们把这句话理解为，个体审视自己的内心世界之后，意识到自己有一种嫉妒的感受，而原先他以为自己感受到的是焦虑。但事实上，这种情况下的"好吧，我是嫉妒了"并不是在报告些什么，而更多是在坦白一件之前无法或不愿意表达的事情。

现在，我们需要重新表述这个问题："个体如何表达一些之前不能表达的东西？"究竟发生了什么？答案如下。

查理否认了自己在嫉妒后，我们对他说：

> "但是你明显被安妮卡吸引了。"
> "呃，是的，我想是这样的。"
> "你大步走过去时，一点也不觉得提奥很烦人吗？"
> "是的，现在你说起这些，我开始感到有些生气了。说实话，我很想打他！"
> "而且，生气的感受似乎是从他们两人定期见面开始的？"
> "嗯。是的……确实如此。"
> "其实当时也没有很晚……你完全可以轻松地再待一会儿，和他们再聊上五分钟。"
> 查理显得不太自在了，他最后说："好吧……你说得对……我嫉妒了。"

我们并没有把查理的注意力引到他"内心的嫉妒状态"，而是关注情况中的各个方面及他的反应。

也许需要再次强调，维特根斯坦并不否认"所有关于内部状态的讨论都涉及哲学上的混淆"。查理是否嫉妒，需要根据他的处境和反应来理解，在他各种可能的回答中，或许会有"感到紧张"，或者脑海中闪过"我想打他"的念头。维特根斯坦并不否认这种反应的存在，也不质疑日常谈话中相关的内容是否为"内在的"。与笛卡尔式谈话相比，这些事件本质上并不是秘密的，因为查理周围的人可能会注意到他的紧张情绪，甚至事后会说："挺惊讶的，我居然能看出他的想法，甚至在他说出'我想打他'之前"。在日常用语中，我们常常"能看出来人们在想什么"，只有"内在"图景让我们说出"但是，人们看不出别人在想什么！"，这才是笛卡尔式的用法。维特根斯坦（1953）对这种情况的忠告是："不要想，要去看！"也就是说，不要去想画面告诉我们不可能的是什么（比如，你看不到别人在想什么），而是看看实际上是如何（我们常能注意到人们在想什么）。

关键在于，在帮助查理承认自己嫉妒时，我们并没有让他把注意力放在笛卡尔式的"内在状态"上，而是放在处境的某些方面及反应上。查理显然还没有如此贴近自己的处境和反应过，因为如果他这样做过，早就会熟悉嫉妒是什么（"嫉妒"意味着什么），然后对自己说："天呐——我居然在嫉妒！"

要如何看到自己的不一致呢？通过关注所处的情境及自己反应的细节，并且意识到自己所说的话并不能清楚地表达反应。一旦个体充分地关注到情境和自己的反应，就会慢慢认识到诸如"我对时间感到焦虑"这样的话，并没有清晰地表达反应；在语言学上，反应只能用"我很嫉妒"这样的句子来表达。

在很多情况下，我们表达自己时都没有注意到所处情境的细节，只是用一些在所处语言社区里学会的词句，来代替或延伸相关的非语言行为。我们会不由自主地说出这些话，就好像我们也会不由自主地叫喊或逃跑。然而，也有像刚刚讨论过的那种情况，只有当我们在某个情境中先停一停，考虑一下，之后才能正确地表达自己。这种情况在心理治疗中很常见，简德林特别强调了这一点（1996）。就像上文所讨论的那样，来访者先说了些什么，但后来意识到所说的话没有清楚、充分地表达自己的反应。比如，来访者说："我感到羞愧。"但是当听到治疗师反馈这句话时，他们觉得"羞愧"这个词不合适。于是，他们停下来，再试一次，找到一个更好的词——或许是"尴尬"。

针对心理治疗理论的问题是：来访者是如何知道该说什么的？我们需要先搁置让来访者看见自己内在状态的这一图景，看看新的词汇是否更"适合"。实际上真正涉及的过程是这样的：来访者已经在某些情境下学会了使用"羞愧"这个词，用它表达自己做了一些自认为不相配的事情，即根据母语常用语境的使用方法。而在当下，来访者认识到这并不是说自己做了一些不相配的事情，而更多的是一些不合时宜的事情。也许他们可能注意到了这一点，但更多的时候其一贯的语言训练让他们觉得"羞愧"更合适——尽管并不清楚为什么。注意到细节后，有些人还是不愿意换掉"羞愧"一词，这表现出其对语言的掌握不足。知道在这种情况下要使用的词是"尴尬"而不是"羞愧"，是语言能力的一部分。

　　以上说明了人们最初在童年期习得且存在问题的语词的背景，也说明了后来使之成为惯常的语境。然而，心理治疗往往涉及人们对羞愧情境的真实感受。比如，意识到在这个情况下感到尴尬是适宜的情感反应；或者明明相信自己没有做错，却仍感到内疚。在这些情况下，人们对自己所处情境的反应（"我感到内疚"）与自己的认知不相符（"我没有做错什么事"）。我在第十章中提出，大部分心理治疗旨在帮助来访者的"反应"与"认知"吻合，反之亦然。人本主义疗法通常认为来访者的反应被价值条件和他人的观点扭曲了，当这些消融时，来访者自身对情况的看法可以直接影响其反应。我将会继续探讨这些问题。

　　到目前为止，我考虑的是这种情况：来访者掌握某种特定的语言体系，通常能找到适用于某个情况的词语。当找不到时，来访者可能会以一种新的方式使用一个熟悉的词语——我们称之为隐喻。比如，来访者可能会说"我的生活像一个空盒子"或者"我被困住了！"治疗师给予了反馈。来访者可能会有以下反应：

（1）感觉恰到好处，很乐意再用这个说法。
（2）感觉不太对劲，不愿意再用这个说法。

　　对于隐喻，我们没法说它是对的还是错的。就当前意义而言，它与非隐喻的用法是不一样的。比如，我们可以说，在特定情况下"羞愧"这个说法是不正确的，但是我们不能说"空盒子"是不正确的。隐喻的问题不在于词语的使用是否正确，而在于它是否恰当。但是，来访者怎么知道"被困住"或

"空盒子"是不是一个恰当的隐喻呢？

考虑一下这样的情况：治疗师用来访者拒绝的隐喻来反馈，比如"你觉得被困住了"。来访者可能会拒绝"被困"这个说法，"不——那更像是瘫痪了。"因为"困住"指的是人或动物虽被限制但还能动；而"瘫痪"则是用于形容丧失自主行为能力的情况。来访者可能没能明确意识到这一点，但是如果他们有足够的语言能力，就可以在适当的情况下使用"被困"和"瘫痪"这些词。在"被困"的情况下，治疗师可以继续问："究竟是什么困住了你？有什么办法可以把你解救出来？"但是这些问题不适用于"瘫痪"。如果要让"被困"成为一个恰当的隐喻，就需要情景中有可以被视作束缚的东西，并且能询问对方有哪些解决方法。来访者知道（虽然可能无法解释）与"被困"有关的语义联结网络（web of connections），也知道（依然无法解释）这个语义网络的重要部分并不存在于他们的使用习惯中（更多存在的是与"瘫痪"有关的语义网络）。所以说，"来访者是如何知道该说什么的"的答案只能是："因为他们学过相关词语的内涵"——当"瘫痪"更适用时，人们是不会满意于"被困"的。

找到适当的词语和词组这一点，可以扩展到对情况更为精细的反应上。实际上，当来访者讲述有关其难题的"故事"时，就是在表达对自己而言那些情境意味着什么，在试着找到一种方式来表达自己的回应。在讲述自己的故事时，他们可能会参考其他早已为人所知的故事：比如，他们可能会说"是的，我很嫉妒……但是……我想到了《安娜·卡列尼娜》（*Анна Каренина*）……我是以多莉嫉妒家庭教师的方式在嫉妒，而不是卡列尼娜嫉妒弗龙斯基的方式"。叙事疗法（Angus & McLeod, 2004）详细阐述了这种做法：治疗师的一个关键角色是帮助来访者找一种合适的方式来充分表达自己的情况。有些故事——经常是由来访者开始讲的故事——忽视了自身所处情况的重要特征，治疗师需要帮助来访者进一步看清这个情况。但是，如果把这称为来访者需要更深入地审视自己的"内在体验"，这并不是一种好的说法。他们需要做的只是进一步思考自己的情况，找一个更好的方式来表达自己的反应。

总而言之，当来访者试图找到合适的词语表达在某种情况下的反应时，我们会说他正在询问自己笛卡尔式的"内在体验"，并寻找更"匹配"这种感觉的词语，但这个说法是有误导性的。这就好像在说，来访者的内部有个屏幕显示着其感受一样。实际上，他们只是在注意自己的处境，寻找能够表达反应的词汇。他们停下来，允许自然的、语言形式的反应出现。反应之所以这样出现，是因为来访者曾经接受的"语言学训练"——他们曾沉浸在某种特定的语言文化中。这样的"出现"需要一些时间，因为来访者需要注意整个情况，感受说什么最合适。如果词语完全无法自发地出现，原因要么是他还未充分地融入这种文化，要么是承受着某种压抑（也许是某种心理治疗可以处理的压抑），或者就是没有足够的创造力找到一个合适的隐喻来阐明自己的反应。

通过这种维特根斯坦式对一致性与不一致性的分析，我们得出结论：对这个问题来说，罗杰斯所建立的框架是混乱的。他把一致性视为"外在"（人们所说的话）与"内在"（"体验"）的匹配，那么在某人无法用语言来表达"体验"的情况下，就遇到了一个不可逾越的障碍。维特根斯坦式的分析显示，此处的混乱是有关"心智"中更广泛的混乱的一部分，根植于"内在"的误导性图景。一旦个体从这幅图景的"魔咒"中解脱出来，就会意识到自己有一些无意识的感受是完全不成问题的。去感受正是在以某种特定的方式对某个情况做出反应，并且我们有能力用语言来清晰地表达自己的反应。这种能力的不足有可能是短暂的——多半是因为没有充分地注意所处的情境；也可能是长期持续的，因为我们不想关注情境，没有清晰地表述自己的反应，而是顾左右而言他，企图隐藏自己真实的反应。通俗点说，这就叫"自我欺骗"。罗杰斯关心的是某种特定的自我欺骗，在这种自我欺骗中，我们无法清晰表达感受的动机来自对于他人评判的恐惧，他称之为"对价值条件的内摄"。他的治疗形式就是提供针对价值条件的"解药",即治疗师真诚的接纳与共情。当治疗师以这样的方式与来访者建立关系,后者被评判和批评的恐惧就被消除了,不再需要假装成别的样子,与此相关的困惑与焦虑也就消失了。这就是实践中大部分人本主义疗法治疗师对罗杰斯式治疗的理解,对此我毫不怀疑。我的观点是,这样的理解远非罗杰斯的理论所要求的,它是完全独立于理论而存在的。也就是说,如果我是正确的,理论本身最终与此是不相关的。

记忆与知觉

罗杰斯所强调的"主观"或"内在"会产生进一步的后果。罗杰斯在后期论文中讨论了他的方法与精神分析学家海茵茨·科胡特(Heinz Kohut)的方法之间的相似与不同之处。科胡特对病人的童年早期经历感兴趣,但罗杰斯(1987)评论道:

> 我们永远无法了解过去,现存的只是某人当前对过去的看法。即使是最精细的案例历史,或者有关过去的最完整的自由联想,也只能揭示现在的回忆,即现在所看到的"事实"。我们永远无法了解一个人的过去。我之前曾经指出,"能有效影响行为的现实终究是人们所感知到的现实"。

"永远无法了解过去"是一个明显背离常识的例子。这是一种从笛卡尔式图景中得出的观点:人们永远无法了解世界上的事件,他们所了解的只是自己的思想内容,即其"现象领域(phenomenal field)"。但是,除非所使用词语的意思被歪曲了,不然人们通常是能够意识到发生了什么的。如果发生交通事故,警察问我是否看到车子减速,我可能会说:"是的,我确实'看到'它减速了",但也可能说:"是的,它减速了"。警察感兴趣的是现实世界中发生的事情,而不是我主观的感受。如果我回答说:"我不知道它是否真的放慢了速度，但是我确实有一个视觉层面的印象，即在我的现象领域中它放慢了速度"——警察或者没有被哲学图景所迷惑的人无法理解这样的话语。同样，如果几个星期后我在法庭上被问到是否"记得"看到车子减速，我说："是的，我清楚地记得它减速了"，我就在行使回忆过去事件的能力。我记得那些"过去了的事件"，而不是关注着"当前"的内在过程或记忆图像。再次重申，法官感兴趣的不是现在正发生在我身上的事，而是过去现实发生的事情。往往人们为了确定过去发生的事情，会询问个体的记忆。当然，记忆是容易出错的，但在一般而言人们可以很好地记住几周内发生的事情，尤其是当他们对这些事件特别感兴趣的话。这是人类具有的简单且基本的能力。毫无疑问，这种能力涉及大脑的结构和神经过程，但不涉及任何内在的体验。当我被问及是否记得看到车子减速时，我可能会记得很清楚，但并不意味着我查阅了"记忆体验"中的内在屏幕。我可能会体验到与这个事件有关的画面，但也同样可能体验不到。

我认为把记忆误认为是"拥有记忆的体验"增强了人们的误解。因为当记错一些事时，我们会很自然地说自己脑中有个错误的记忆。好比我们似乎觉得发生了一些实际上没有发生的事情，于是很倾向于把"似乎"看成一种内在的东西或过程。但"似乎还记得"并不能说明存在某些特定的内在体验，如特定的想法或图像。这可能只是——而且我认为通常就是——我们强烈地倾向于声称发生了某些事情，尽管事实并非如此。

罗杰斯正确地将他对记忆与对知觉的看法联系了起来。在他看来，影响行为的不是具体发生了什么，而是如何看待它，在这一点上他与认知治疗师的看法是一致的。这样的观点（即我们必须感知某个事件的影响，它才会产生影响）是一种无害的、常识性的理解方式，但罗杰斯理解它的方式并不是常识性或无害的。罗杰斯的观点是——追随笛卡尔——我们根本察觉不到世界上真实的事件，能感知到的只有自己的"内在体验"，（我们希望）这些体验是由实际事件引起的。每个人都被锁在了此时此地的主观泡泡之中，所以无法了解外部事件。此处,我想再一次重申,正是我们有时会错误地感知一些事,强化着这个误导性的图景。我们有时会受制于感知错觉,偶尔还会有不那么常见的幻觉。当我们看到笔直的棍子在水中弯折时,这确实就是我们看到的东西——看到的是一根插在水中的笔直的棍子,尽管它看起来是弯折的。然而,我们很想说在现象领域里"看到"的是一根弯折的棍子。我们或许可以说,现实(物理)世界中的真实棍子和现象(精神)世界中的现象棍子都存在。但是,这个"现象世界"的说法是笛卡尔式图景里的语言,是不必要且具有误导性的。日常处理这些事情的方式已经完全足够人们理解了——直的棍子看起来是弯的;那么如果我们不知道它是直的,就会直接说它是弯的。我们不需要在棍子的实际存在之外,再增加一个"眼中的它看起来怎么样",就好像它对我们来说是一个"内在实体"——"看起来是棍子的样子"。

理论及其危险

在所有主流的治疗形式中,人本主义似乎是最不可能对来访者造成伤害的。人本主义的治疗核心是仔细倾听来访者,以无条件的积极关注与来访者建立真诚、理解和尊重的关系。但是肯定没人会因此受到伤害吗?我想这与实践的具体方式有关。如果从常识上来考虑,我认为是的。但是有些理论也可能会干扰方法,导致不太好的结果。根据理论,治疗师试图帮助来访者关注"体验"和"真实感受",并与"自我概念"相对照——这种"自我概念"是通过"价值条件的内摄"形成的——然后发现真实感受,鼓励来访者跟随自己的真实感受。我发现,当来访者意识到治疗师鼓励他们这样做时,他们可能会产生怀疑。他们可能会说,跟随自己的感受是非常好的,但是这能对别人产生什么影响呢?罗杰斯对此的回答是,通过发现并追随自己的感受,人们也会变得关心别人。但是,实际上究竟是不是这样,以及这与罗杰斯的理论是如何联系在一起的,我们并不清楚。

人本主义的文献（Thorne，1992）讨论了这个主题。简德林（1959）提出了另一种解读罗杰斯观点的方法。他提出，当罗杰斯谈到"追随自己的感受"时，并不是在说我们应该只做现在想做的事情。相反，要从整体上了解自己的情况，把一切都考虑进来，包括其他人可能有什么感受。用简德林的术语来说，是我们不应该简单地跟随自己的情绪反应，而要对情境的需要有更加广泛的"体会"。在我看来，这个说法似乎是合理的，但与罗杰斯的理论并不一致。简德林的建议是，我们不仅需要从冲动和"内在体验"的角度来看待"感受"，还要关注自身所处的整体情况。简德林把对整个情境的"体验"描述为一种"内在的、身体的感受"，这也是一个具有误导性的图景（Purton，2013a），但他实际上呼吁的是让人们看一看自己所处的情境，而不仅仅是"内省"。这与以人为本的做法相当一致，若越来越不畏惧他人的评判，我们就能更清楚地反思什么对彼此来说是最好的。罗杰斯的理论则会引向对"自己的体验"的关注，关注自己的"真实感受"，关注对这些感受采取行动的需要。于是我们不会认为别人的感受也很重要，而只把它们视为激发内在感受的客体而已。

索恩等（2000）从罗杰斯"实现倾向（actualizing tendency）"的概念出发，解决了这个难题。"实现倾向"是罗杰斯关于有机体发展和发挥自然潜能的倾向的术语，这意味着人们可以找到真正想要的做事方式，而不依赖于他人施加的价值条件。索恩等认为，除了这种倾向，人们还关心如何保持在社会环境中生存的能力，称为"社会调解（social mediation）"。他们认为这是一个有关谨慎的议题，而不是有关道德的议题。以某位来访者为例："我可以做更多事，但也害怕失去已经拥有的""我从过去的一段关系里挣脱出来，所失去的比想象的多得多"；或者"看到别人得到的东西，我也想要，就像个想要得到一切的孩子。但这个内在的孩子不会替我做所有的决定。"关键似乎在于，仅仅关注个体想要即刻获得的满足，而忽视"追随自己的感受"所带来的更广泛的影响是不谨慎的。但是，对于不重视谨慎考虑的来访者而言，这对减轻忧虑不起作用。人难道不应该也受别人的需求影响吗，不应该也照顾别人的意愿，并且开放自己，以一种考虑到对方的方式来回应他们？正如我将在第十一章中讨论的那样，斯腾在"母子关系"中所描述的"社会参照"现象似乎建立在人类的境遇中：我们关注他人和自己的感受，回应的也只有一部分来自自己的感受。换句话说，通过关注他人的感受，自己的感受也可能会改变。罗杰斯的理论主要侧重于若个体失去了对自己感受的理解，治疗师需要帮助他们找回这些理解。但它忽略了另一种情况：个体失去了对他人感受的理解，也就不太受"事物在他们看来如何"的影响。罗杰斯的理论围绕着"把沉浸在他人世界里的人解脱出来"展开，但却没有太多阐述沉浸在自己世界里的人。原则上，它无法解决第二类问题，因为罗杰斯以笛卡尔的方式看待人类，视之为个体的意识中心，每个人都生活在自己的"现象领域"中。对罗杰斯的理念的一个重要的批评就是其世界观过于个人主义了（Holdstock，1993）。

　　罗杰斯对记忆和知觉的笛卡尔式思维方式也有危险性，可能会缺乏对真相或事情真实情况的关注。对罗杰斯来说，我们永远无法知道事情曾经和现在的真实情况，能知道的只有自己的"主观体验"。然而，通常情况下，前来咨询的来访者——或笛卡尔派哲学家以外的大多数人——不会这么认为。比如，某位来访者可能会非常担心自己小时候是否真的受过虐待。这当然是一个合理的担心，而且有多种原因：这与他们和施虐嫌疑人的关系有关；与他们如何看待这个人可能施加过的其他虐待有关；与其他家庭成员如何与这个人建立关系有关；当然还有法律上的意义。在这种情况下，说"我们永远无法知道过去发生的事"，这就像对警察说"我不知道车是否真的放慢了速度"一样，不仅很奇怪，还向来访者传递了一个意思——如果他们对治疗师如何看待这些事情有所察觉——其对真相的关注是错误的。这种对来访者的担心的忽视，与罗杰斯"认真对待来访者所说的话"的一般原则发生了深刻冲突。

　　还有人可能会认为，如果治疗师片面地支持来访者感受的反应（比如

"我想离开这段关系"），违背来访者承认且被扭曲的一般化观点（"你不能违背诺言"），那么治疗师就没有尊重来访者的需要，没能帮助他们在感受的反应和别人对事物的看法间找到平衡。当来访者咨询自己与他人的关系时，这个问题经常出现。参加治疗的只有来访者自己，治疗师就可能倾向于只是帮助来访者"找到自己真正的感受"，而不考虑第三人会如何看待。在这种情况下，治疗师只是在加强来访者原本的情绪和态度，而这种情绪和态度已经不适应更广泛的情况了。

罗杰斯强调治疗师在"来访者的参照系"内工作的重要性，但是受虐记忆这样的例子表明，"来访者的参照系"这一概念很容易被误解。当我们说"来访者的参照系"，指的是来访者如何看待事情，但并不是说除了来访者的看法没有任何其他的事实。我们并不生活在主观现象的泡泡中，而是生活在一个共同的世界，一片共同的天空下（Nuttall，1974）。我怀疑大多数人本主义治疗师在实践中对于过去持有一个相当强健的常识性看法；也怀疑在实际咨询中，当与关心自己的过去的来访者工作时，人本主义疗法治疗师是否会不被理论带偏。这也意味着，扎实的以人为本的实践需要脱离罗杰斯的理论。这个理论不仅令人混淆，而且具有潜在的破坏性。

小结

如果不看罗杰斯的一致和不一致理论，人本主义的治疗方法是很有道理的。实际上，我们并不需要这个理论，因为可以用"自我欺骗"这一常识性描述来更好地表达有关的每件事。从推论中，我们看到罗杰斯的理论图式与在笛卡尔式人类图景中固有的混淆关系密切，也看到它对人类记忆和感知能力的理解。但是探讨这些混淆并不纯粹出于学术兴趣，它们在治疗实践中也会有后果，这尤其与罗杰斯饱受批评的个人主义世界观有关。

第 五 章

心理动力学疗法

心理动力学疗法与精神分析是不一样的，但基本原理大致相当。二者间的差异似乎主要在于精神分析涉及"长期且密集的治疗工作"（Jacobs，1988）。心理动力学疗法几乎不可避免地以精神分析的基本概念为框架，如"潜意识"和"压抑"等基本概念。我很快会讨论这些问题，但首先让我们简单地描述一下心理动力学治疗师的工作，并思考在多大程度上不诉诸其理论概念就能理解其实践。这不是一件容易的事情，哲学家阿利斯泰尔·麦克英太尔（Alistair MacIntyre，2004）发表过一番对精神分析的评论：

> 弗洛伊德在发展精神分析工作时，也在发展着自己的理论概念，所以他很少对精神分析的过程给出纯粹的说明。

核心常识

尽管如此，还是值得尝试描述一下在精神分析的实践中会发生什么，麦克英太尔提供了以下内容：

> 在精神分析中病人想到什么就直接说出来，实际上他会倾向于

大量谈论某些主题，而不提其他主题。当集中谈论某个话题或者表现出强烈的情感时，分析师会倾向于给出诠释。分析进行得越久，病人会越多从谈论成年后的生活转而谈论童年，而有些已经遗忘的事件将被回忆起来。回忆的过程将会伴随着情绪的释放，这样的情绪释放反过来会减轻神经症症状，这就是精神分析治疗的疗愈所在。

迈克尔·雅各布（Michael Jacobs，1988）写道：

> 心理动力学治疗的主要目的是帮助来访者了解自己目前的状态、由这些状态引发的感受和想法、与当前的经验相关的记忆——其中一些很容易想到，还有一些会随着治疗的发展浮现出来，以及在幻想和梦中出现的画面。这些丰富的材料对心理动力学治疗师而言很重要，治疗试图形成一个画面，表达出来访者与他人联结或希望与他人联结的方式，还表达出来访者与自己联结的方式。

因此，心理动力学治疗的目的是帮助来访者洞察自己的感受和关系，而且这种洞察常常涉及童年记忆，从而释放来访者的情绪，并提升使其自我实现的能力。

实现这一目标的基本技巧首先是仔细地聆听，包括倾听来访者的话语以及"通过来访者选择的实际词语所表达的情绪、感受和潜在信息"（Jacobs，1988）。在人本主义治疗中，治疗师试图实现对来访者的共情理解，并且反馈来访者所说的话，以此检查自己的理解是否正确，帮助来访者继续前进。其他治疗师的反应可能包括尝试澄清，比如开放式提问。正如雅各布指出的那样，在这些方面心理动力学治疗师和人本主义治疗师所做的非常相似。然而，雅各布写道，这两种方法之间的显著差异在于心理动力学治疗师会诠释来访者所说的内容。

治疗师通过会见来访者，注意并仔细聆听来访者的话语和感受……来形成自己的看法。心理动力学的方法意味着治疗师不仅要倾听来访者，还要倾听因来访者的诉说而出现在自己脑海中的想法，建构来访者所说的内容。在适当的时机，治疗师会提出这些想法，并与来访者一起检验，看看这些想法是否有意义。

然而，很难说这两种方法间的这种差异是否真的重要。人本主义的治疗师，尤其是罗杰斯后期遵循的传统，可能会就来访者所说的话题给出自己的想法和感受，但不会试图把意见强加给来访者，如果这些意见对来访者没有帮助，他们就会放下它们。我认为这种做法的目的主要是激发来访者的反应，但确实也有一点区别，即心理动力学治疗师对来访者的问题持明确的（精神分析的）理论观点。

另一个重点是，在某种程度上来访者可能对自己的感受或在人际关系中所处的位置是无意识的。当然，这个理念是精神分析理论的核心，但事实上，无意识感受的概念早于弗洛伊德，是19世纪普遍的概念（Whyte，1967）。更重要的是，"自我欺骗"这个常识概念包含"无意识感受"。若个体对自己的嫉妒并无意识，就是在"自我欺骗"——自欺欺人地以为自己不嫉妒。我在前一章已经提出了一种理解自我欺骗的常识性方法，这里不再重复，但我将在后文对弗洛伊德的相关理论进行详细阐述。人本主义和心理动力学疗法对"自我欺骗"的术语（"不一致"对应"无意识的感受"）理解有所不同，但其差别也可能仅在于此。

经常有人指出，事实上弗洛伊德的"无意识"比日常用语中的"无意识"的含义和感受更丰富。对于弗洛伊德（1915）来说，"无意识"是"意识"这一日常现实背后的动态现实，是一个有自己"运动规律"的心理结构，与"有意识"的心理过程有很大不同。"弗洛伊德的杰出贡献在于为'无意识'赋予了实质性的地位"(Jacobs, 2003)。换句话说,弗洛伊德把日常用语中的"无意识"从形容词或副词转化为了名词,从而把对无意识的假设设定为一个实体。弗洛伊德理论的核心是这种"无意识"的概念,但重要的是要认识到我们可以把这些理论搁置一边,同时也接受常理上自己并不总能意识到自己的感受和行为。正如阿利斯泰尔·麦克英太尔所言:"……精神分析师真正仰赖的是实践经验和检测欺骗的技巧……这常常符合我们以常识为基础的期望,并且很可能不会对其不利"(McIntyre, 1958)。

在实践中,"无意识感受"指来访者并不总能意识到自身的感受和所做的事情。一个人可能在嫉妒,但没有意识到自己的嫉妒;可能在试图破坏某个人的地位,但没有意识到自己在这么做。心理动力疗法的一个重要方面,是治疗师可能会尝试把来访者的注意力引向自己无意识的感受或行为。此处指的并不是治疗师鼓励来访者更深入地内省,而是指出来访者的情况和行为与其说法相异之处。

> 在把注意力引向这些模式时(术语称之为"面质"),治疗师意识到自己将要说的话可能会让来访者感到震惊、痛苦,并觉得被批评。因此,面质本身就需要技巧,要注意到它可能对来访者产生的影响。如果做得善、做得巧,好的面质虽然可能会暂时让来访者觉得被刺痛,但同时也会让对方感到解脱。因为试图(有意识或无意识地)否认自己的想法和感受,可能会导致极大的内在紧张,在承认之前"不允许浮现到意识层面"的内容后,这种紧张感就会减轻。(Jacobs, 1988)

这里提到的"不允许浮现到意识层面",引出了弗洛伊德关于"无意识中的素材"的描述,但是没有必要把它当回事。雅各布关于"面质"程序的说法似乎是完全可以理解的,即试着把来访者的注意力转到他们真正感受到的内容，或者他们真正想要的东西。我们在日常生活中也经常做这样的事情，且并不需要专门用弗洛伊德的理论。

"对防御进行工作"或"对移情进行工作"的心理动力学实践也同样适用以上观点。防御是一种自我欺骗策略——为了避免面对自身某些方面或回避与他人的关系——是设法对自己知道的事情保持无意识的方法。精神分析已经形成了一套对防御的分类，如"投射""内摄""置换"，我认为这对于更详细地说明自我欺骗是很有价值的。这扩展或者进一步说明了我们对事物的常识性观点，并且可以在不引入任何理论术语的情况下进行（也有可能像精神分析学家费里切说的那样："各种形式的防御之间没有明显的分界线"）。

"对移情进行工作"是一种与来访者工作的特殊情况，来访者以与父母（童年早期）或恋人相处的方式来看待和回应治疗师。这里的自我欺骗是指来访者的确知道治疗师是什么角色，却开始把他们视为权威人物，或者是"特别的朋友/恋人"。精神分析的观点是，在处理这个议题时，来访者可能会发现他们在其他关系中也倾向于以类似的方式欺骗自己，倾向于赋予他人"权威"或"特别的朋友/恋人"的特征，这妨碍了他们与别人建立真正的关系。并不是说其他人不能以这两种身份进入我们的生活，而是心理治疗可以帮助我们区分这是不是真实的。

当然，因过去与他人交往的经验，我们可能会对别人产生各种误解，意识到这点很有价值。精神分析帮助我们更清楚地看到这种误解是多么普遍，但很难看到精神分析理论的必要性所在。弗洛伊德似乎有帮助我们更细致地看到自己自欺欺人的方式，这或许也是为什么虽然面对大量反对意见，其在精神分析百年历史中仍屹立不倒的原因。

理论及其困扰

精神分析有着悠久的历史，其理论也不止一种。一百多年来，精神分析发展出了各种复杂的理论，存在各种精神分析学派，如弗洛伊德学派、荣格学派、阿德勒学派，在学派之间（甚至学派内部）存在着重大分歧。比如，一些精神分析师属于古典弗洛伊德学派，其他一些追随着梅兰妮·克莱茵的思想，还有一些人——在英国很罕见，但在世界上人数最多——遵循拉康那截然不同的观点。同样，也存在某支荣格学派吸收了克莱茵的许多思想，而另一支荣格学派则认为自己更接近荣格的思想和实践。因此，很难说到底是什么构成了"精神分析理论"，或者什么版本的理论在心理动力学实践中可能是最有用的。弗洛伊德在生命不同时期对"心理结构"的描述也是相当不同的（Frosh, 2012）。此处谈及的版本与区分心智的"意识""前意识"和"无意识"部分有关。在后来的著作中，弗洛伊德也把"自我""本我"和"超我"区分开来，而这与之前的结构模型只有部分重叠。第十一章将讨论后一种结构模型与其他有关人类个性的叙述（可以追溯到柏拉图时期）。

弗洛伊德及其继任者的理论受到了广泛批评，比如，马尔科姆·麦克米伦（Malcolm Macmillan）在一篇长达762页的历史研究论文中指出："作为人格理论，精神分析学是不值得推荐的"（Macmillan, 1997）。心理学家汉斯·艾森克（Hans Eysenck, 1985）和科学哲学家卡尔·波普尔（Karl Popper, 1959）认为弗洛伊德的理论是不科学的；哲学家阿道夫·格伦鲍姆（Adolf Grunbaum, 1984）认为它是错误的；人类学家厄内斯特·盖尔纳（Ernest Gellner, 1985）认为它是"神秘的"。这种广泛的学术批评，加上精神分析理论思想的多样性，让人怀疑在精神分析理论中寻求治疗实践的基础是否明智。不属于这个领域的人很难充分评估精神分析理论，但多年来至少有些学者公正地做了研究，认为它存在根本上的缺陷，治疗师们一定要注意这一点。

另一方面，精神分析理论与行为主义理论的情况是不同的。行为主义不再有真正的"信徒"，但有许多学者仍然认为自己至少相信精神分析的核心思想，包括心理动力学理论家，本章将要关注的是心理动力学治疗师著作中提及的精神分析理论。对此的批评在多大程度上适用其他情况，我将留给大家评议。

雅各布（2003）引用了弗洛伊德一篇列举了精神分析理论"基石"的文章：

> 对无意识过程的假定、对阻抗和压抑理论的认同，对性欲和俄狄浦斯情结重要性的赞同，都构成了精神分析原则性的主要主题和理论基础。那些不能全盘接受这些基石的人，不应该算作精神分析师。

雅各布写了《实践中的心理动力咨询》（*Psychodynamic Counselling in Action*，1988）一书，是针对治疗师的精简精神分析版。书中无意识、阻抗和压抑及性驱力等基石地位是突出的，但不再强调俄狄浦斯情结。就本书目的而言，将注意力集中在"无意识"和"阻抗/压抑"上就足够了，因为它们对所有形式的精神分析或心理动力学疗法都至关重要。举个例子，由于批评弗洛伊德，杰弗里·马松（Jeffrey Masson）在申请弗洛伊德档案馆（Freud Archives）项目总监一职时被拒绝了，受到的指责之一是他"不再相信压抑或无意识"。

正如前文所述，在弗洛伊德生命中的不同时期"心灵结构"有不同的表述，但在众人皆知的版本中，结构包含以下三个要素或"系统（systems）"：首先是意识（consciousness）或"Cs系统"；其次是前意识（preconscious）或"Pcs系统"；最后是无意识（unconscious）或"Ucs系统"。在日常用语中，"Cs系统"指我们所意识到的"此刻脑海中呈现的内容"。比如，人们可能会觉得疲惫，觉察到别人的悲伤或者窗外的噪音。"Pcs系统"是目前人们没有注意的东西，但是如果情况需要，或者有人提出要求，我们可能会加以注意。以上一章中的内容为例，当专注于戏剧时，我们并没有意识到座位安排。同样，当沉迷于戏剧时，我们可能并不知道自己有多疲惫，但是后来我们发现自己在打呵欠，因而注意到了这一点。"Ucs 系统"指的是我们有一定的感受或想法，但即使把注意力聚焦到这些感受或想法上也不能意识到它们。比如，我们很生气或嫉妒，但否认自己有这种感受。按照常识来说，这似乎属于我之前讨论的自欺欺人的范畴。

弗洛伊德经常把这三个"系统"描绘成"心灵的房间"。尽管有时候意识作为"观众"能够看到前意识的内容，无法看到潜意识的内容，他仍把心理功能看作意识"审查者"，就像无意识的守门人一样，决定无意识的思想和感受是否被允许进入意识。这当然是隐喻性的图景语言，但弗洛伊德（Freud，1915）写道：

> 我想向你们保证，这些粗糙的假设，即两个房间及房间之间的门卫，以及作为观众的意识，一定都在极大程度上近似于现实。
>
> 这样的图景并不一定是错的，但是我们需要考虑如何在实践中使用它，以及它是否会误导我们。图景的一个特点是把头脑中的每个部分都表现为某种东西，或者说是某种内容各不相同的结构。这是对笛卡尔主义的一种阐述，即心灵是一种具体的物体，虽然是物质的。对于笛卡尔而言，思想、情感、信仰等都能在心灵中找到，就像在身体中发现血管、骨头和神经细胞一样。

如前所述，弗洛伊德从谈论"无意识的思想和感受"的日常方式发散开来，之前"无意识"被用作形容词，之后被用作名词。比如，雅各布（2003）写道：

弗洛伊德的贡献是在他一篇最长论文的标题中看到了"无意识"一词的实质性地位。弗洛伊德在导论性讲座中总结了他的思想："无意识"不再是对此刻所潜抑的命运，无意识成了心灵的一个特定领域，它有自己渴望的冲动，有自己的表达方式以及在其他地方没有生效的特殊的心理机制（1916-17: 249）……弗洛伊德认为，肯定存在着这么一个地方，在那里那些被意识心灵所不能接受的东西被压抑和压制，并且这些被压抑的东西不时地以某种形式出现在意识之中。

然而，似乎很清楚的是，弗洛伊德并没有只给"无意识"以实质地位——"前意识"及"意识"也是如此。布弗雷斯（Bouveresse，1995）写道：

即使弗洛伊德没有真的"发现"了无意识（他很聪明地声称这并不完全是自己的主张），至少也提出了一个关于其本质和功能的革命性思想。然而，不常被人注意到的是他对意识的看法仍然非常传统，并会将意识观念作为某种类型"客体"的内在感知。

我在第三章和第四章中已经批判了把思想和感情作为"内部客体"的这一"传统观念"。第三章让我们看到了内省心理学派在很大程度上失败了，因为它找不到"内在的客体"，第四章可见用笛卡尔的"内在状态"来理解嫉妒是错误的。嫉妒是一种在特定情况下以某种方式做出的反应。可能涉及身体上的"苦闷感"，脑海中闪过的特定想法或感受，但这些都不是嫉妒本身。嫉妒是一种与情境有关的概念：人们不能独立于社会背景和人们对这种背景的看法而"产生嫉妒"。为了判断一个人是否嫉妒，我们需要注意一个人的感情——这不是一个"向内看"的问题，而是关注个体所处境况的细节以及他是如何回应的。把"意识"看作一个引起我们注意的内在系统或实体，就是在使用误导性的图景。

说一个人的嫉妒感"在前意识中"，似乎指的是某人若要体会自身感受，就会注意到自己是嫉妒的。这个观点也同样适用于"无意识"：说一个人的嫉妒感是"无意识的"，就是说即使有人试图将注意力放在感觉上，也不会意识到自己是嫉妒的。通俗点说这个人是在自欺欺人。自我欺骗的概念已经在提及人本主义的"不一致"概念时讨论过了。我认为，大部分内容都适用于弗洛伊德的"无意识"概念。再次以查理和他的嫉妒为例，弗洛伊德式的描述是：查理有嫉妒感，但是它们存在于思想的无意识部分，而不是意识或前意识部分。当询问感受时，他否认自己是嫉妒的，因为他的嫉妒被压抑了，被（门卫）阻挡在无意识中———一旦被允许进入意识，查理就会非常焦虑——对嫉妒情绪的抑制也在无意识中进行。然而，往好处说这个图景似乎很生动别致；往坏处说这个图景与常用的、更好的表达方式是不一致的。查理是嫉妒的，但是出于待探讨的原因，他没有注意到自己的嫉妒，所以没有意识到这一点。

在自欺欺人地重新谈论无意识和压抑时，我们可能仍会觉得未能公正地理解弗洛伊德为说服无意识存在而列举的案例（其中一些案例似乎与查理的无意识嫉妒不一样）。在近来对精神分析中肯的评估中，斯蒂芬·弗罗斯用以下案例介绍了弗洛伊德的无意识——该案例可以作为支持弗洛伊德理论的"证据"（Frosh, 2012）。我认为弗罗斯选择这个故事，是因为它是最能支持弗洛伊德叙述的、最有说服力的故事之一。这个故事所发生的文化背景已经相当遥远，一位病人因为自己的强迫行为倍感困扰：

> 她从自己房间跑到隔壁，站在桌子边特定的位置敲响使唤女仆的铃声，给她安排一个无关紧要的差事，或者直接让她离开，做完这些后再回到自己房间。

病人解释不清为什么自己要这样做，直到有一天在与弗洛伊德的分析中才突然找到了答案：

> 十多年前，她嫁给了一个比自己年纪大很多的男人。新婚之夜，丈夫发现自己无法勃起，于是数次从自己房间跑到新娘房间，但都没成功。第二天早上，他生气地说："要是女仆整理床铺时看到一片洁白，我该多羞耻啊。"刚好房间里有瓶红墨水，于是他拿起墨水洒满床单——而不是只倒在应该染血的地方。起初我不明白这与病人的强迫行为有什么关系，唯一相似之处在于从一个房间跑到另一个房间这一重复行为，也许还有多次出现的女仆。病人把我带到另一个房间的桌子边，给我看桌布上的一个大大的污渍。然后进一步解释说，她每次就挨着桌子站，这样女仆过来肯定看得到污点。新婚之夜的情形与她现在强迫行为间的紧密联系已确证无疑。

弗洛伊德认为，在强迫行为中，病人认同了丈夫，并以这样的方式重历新婚之夜，让自己不再那么痛苦：

> 因此，我们能发现她不是简单地重复这个场景，而是在继续这个过程同时纠正它。她是正确的……但是，她也在纠正另一件事情，即丈夫无法勃起，只能以红墨水掩饰。强迫行为是在说："不，这是真的。他没有理由感到羞耻；他并不是没有性能力的。"代表了病人希望以幻想的方式在当前的行动中实现愿望，使她的丈夫超越过去的失败，重获优越。

在这种情况下，病人的行为被出于她意识的强大欲望推动。这个欲望非常清楚，但并不是她的意识，而是存在于她的无意识中。甚至可以说，我们在这里几乎可以"看到"意识和无意识两个实体——一个是让她在房间来回跑的意识层面的自我，另一个是试图消除新婚之夜痛苦体验的无意识的自我。一些治疗师可能会把这个部分作为两个不同的人格，这种思维方式很好地体现了戏剧性。

然而，也有人没被弗洛伊德说服。对于以下反驳，似乎没有一个总结性的直观回应：

> 这就是一派胡言。病人和弗洛伊德选择性地关注丈夫在婚礼当天的来回和病人强迫性来回的相似之处，但这可能只是个巧合。而这种相似并不强：一个是病人，一个是病人丈夫；一个是床单上的墨渍，一个是桌上的污渍（推测）。这里可能有着某种联系，但弗洛伊德并没有呈现出来。他认为这个联系存在于病人的无意识中——根据定义，这是我们无从得知的。

另一方面，这个故事很引人入胜，我想大多数人会觉得弗洛伊德的确言之有物，因为弗洛伊德的论述与我们可接受的、对行为的描述相距不远。比如，当经历了一些非常痛苦的事情时，我们可能会一遍又一遍地在脑海中重放那段经历，也可能在脑海中重现一个想要的画面。孩子可能会用玩具或治疗师的沙盘来回应一个令其痛苦的事件，以温和的版本将之演绎出来。弗洛伊德解释说，病人"不是简单地重复这个场景，而是继续这个过程，同时纠正它"。她的所作所为并没有那么令人难以置信，但是我们也必须补充她不知道自己在做什么，这是一种强烈的"无意识"，比个体无意识地扭动拇指要强烈得多。用弗洛伊德的术语来说，她的意图在潜意识中，而不是前意识中。但正如我们看到的，她拒绝将注意力转移到自己的行为上，直到与弗洛伊德的分析减弱了阻抗。那么——如果我正确地理解了弗洛伊德的意思——她确实承认了自己一直以来的所作所为，即能给出一个之前不太明确的答案。这时，若我们纳入考虑的不再是诠释——不是说弗洛伊德的解释一定是正确的，关键是病人用语言表达了反应——那么这个案例和查理的无意识嫉妒也似乎没什么太大区别。

一种理解弗洛伊德主张的方法可能是看作对艺术品主张的诠释。在隐藏的心灵区域发现行为的原因并不是关键，而应该在行为的整体背景下进行反思，将其与其他类似行为加以比较。那么，至少有时图景是正确的，如其所是。换句话说，这更像是一种审美欣赏，而不是寻求因果机制（Bouveresse，1995）。当然，精神分析还认为一种诠释是否有效取决于来访者是否也"这样看待"，仅治疗师认为有效是不够的。正如一些理论家所讨论的那样，我们应该把精神分析理解为一种"诠释学的模式（mode of hermenutics）"，但这样的理解很显然不是弗洛伊德式的。

弗洛伊德认为无意识的精神状态是神经行为的真正实体。在早期的著作中，他曾希望用生理学解释精神失常，并在生命的最后仍希望这将成为可能。因此，我们可以在他的心理结构系统中发现生理学的解释："心理地形学目前与解剖学无关，不涉及解剖学意义上的位置，而是心理器官所在区域的任何地方"。最近，一些对神经科学感兴趣的精神分析理论家也提出了这个观点。肖恩（2003）等认为，无意识在解剖学意义上所处的位置是大脑的右半球。此处仅强调，在心理分析和心理动力学的思考中无意识是一个"领域"或"系统"，而不仅仅是一个"潜在因素"。第九章将简要讨论这种观点。

"如果不存在实质物质解释潜在因素，潜在因素就不会存在"这个想法可能诱使我们用弗洛伊德的方式来思考。如果一个人处于愤怒中，却没有意识到自己的情绪状态，那么其身上似乎一定得有这一情绪状态的对应物——或许是大脑状态，或许是无意识的心理状态，即无意识的愤怒。然而，若假设特定的大脑状态对应于特定的情绪，它又并不像表面上看起来那样明显。我们所谓的愤怒是产生于某种情境下的，比如某个人被不公正地对待了，但很明显能体会出不公正对待的物理环境是各种各样的。为什么这些完全不同的物理环境会导致相同的大脑状态呢？对此有一个可能的答案，即尽管物理环境不同，愤怒的心理状态却是相同的，而且一定存在相对应的身体状态。

"愤怒作为心理状态"是一个至关重要的论点，弗洛伊德也曾经质疑过。就"意识"而言，弗洛伊德完全接受了笛卡尔哲学关于"心理状态和事件"的描述，只是不同意笛卡尔认为所有心理状态或事件都是有意识的。然而，谈论"心理状态"可能是非常具有误导性的。我们受到笛卡尔"内在图景"的误导，误认为"愤怒""恐惧""期望"等名词必定是对事物、事件或过程的命名。它们一定是"言之有物"的。令人困惑的是，在某种（日常琐碎的）意义上，当谈到"愤怒"时，我们显然指的就是愤怒之情；在另一种（笛卡尔式的）意义上，我们把愤怒描绘成是指向"某物"的——行为主义者的"某物"是行为，而内省主义者的"某物"是一种个人的主观体验。我们会用词汇来描述事物，而词语就是它所指的事物。维特根斯坦在早期的著作"逻辑哲学论"（*Tractatus Logico-Philosophicus*，1921/1963）中被这一图景所吸引，但余生大部分时间又在拼命反对这一观点。

维特根斯坦的出路是认为，解释一个词的含义并不是简单地点明它所指的"事物"，而是要解释这个词是如何被使用的。我在第一章中提到了真理的概念，并建议应该坚持它的日常意义。我们可以想象，存在一个被称为"真理"的"事物"或"关系"，并且可以注意到它。但这只是想象中的图景，并不有助于解释"真相"的含义。维特根斯坦并没有以"真理"的意思来描述真理，相反，我们还需要了解这个词语是如何被使用的。答案往往是，当我们说某事物在某种情况下是真的，就意味着我们没有真正质疑过它，我们信任这个说法。这里一个关键的转变是，从传统的哲学问题"什么是真理？"转变为询问一个更普通的问题"我们在什么情况下使用'真理'这个词？"。

同样，把"痛苦"或"嫉妒"等词作为对状态或过程的命名来思考是错误的。感叹一个人是痛苦的，就是对于非语言反应的表达，好比身体受伤害或不适时的哭闹。"我很痛苦"这句话是一种"明确的哭喊"，或者至少是哭喊基础上发展出的对痛苦的表达。同样，感叹别人正处于痛苦之中，也是一种表达关切的言辞。

就情绪而言，反应的背景情境对词语的意义起着更大的作用。例如，在有危险情况下提到恐惧；在见义勇为情况下提到自豪感；在公共场合出糗情况下提到尴尬。至少，提及情绪是源于这些背景情境。与这些情境相关联后，孩子才开始学习情感词汇，才可能会在语言游戏中加入"额外的环节"——恐惧和危险间常规意义上的关联依然存在，但他们学习到也存在没有危险情境但仍感到害怕的情况。同样，孩子后来得知，可能会有人在公共场合出糗但并不为此尴尬——对此完全不放在心上。但这是特例，也不是语言游戏开始时的模式。

每种情绪都涉及一个"故事"，如嫉妒涉及与第三人有关的故事，等等。但这只是最简单的故事大纲，《安娜·卡列尼娜》中的嫉妒就要复杂得多。安娜的丈夫对弗龙斯基的嫉妒与多莉对丈夫和教师间暧昧的嫉妒是不一样的，这是因为安娜的婚姻及婚外情的影响不同于多莉。都是嫉妒，但其情绪是不同的，没有任何一个词语能够展示其间的细微差别，必须结合整个故事考虑。

确实，在某种程度上个体需要被情境所触动才感受到某种情绪，但被触动的方式是多种多样的。我们可以说斗牛士会因害怕而逃跑，但对方的反应也可能是僵在原地，全身颤抖。恐惧情绪可能表现在行为上、身体反应上、脑中的画面和想法上。反应是各种各样的，但所有让人感到恐惧的情境都和危险有关，即使是虚幻的危险。

我想表达的是，用笛卡尔式的内心状态来谈论痛苦或情绪，认为可以通过"向内思考"来辨别它们，是具有误导性的。思考一个人是否为嫉妒的并没有错，但把这种"思考"描绘成"将注意力转向内心"则有很大问题。将情绪作为状态来讨论也有误导性，尽管在某些情况下可能存在与之相关的身体状态（比如心率增加，肌肉紧张，血压升高）。然而，弗洛伊德理所应当地认为，人们可以通过情绪向内注视。他的立场与内省主义心理学家的立场是一致的，后者认为我们通过"观察内部"了解自己的感受，并观察"内部体验"。因此，弗洛伊德理论的起点就存在问题，一旦开始谈论无意识的精神状态，这种混乱就会倍增。

理论及其危险

"潜意识"概念的一个重要方面是记忆不仅会淡化、是不可靠的，还可以被压抑。弗洛伊德认为治疗"使无意识意识化"，其中就包括病人无法回忆重要的事件。带有动机的无法回忆显然与普通的记忆困难非常不同。一般情况下，我们可能对此没有足够关注，或者由于时间的流逝、环境和兴趣的不断变化而很难回想起多年前发生的事情。心理学家也一再表明，记忆很容易受到个体想要记住的事物影响，或者受到当下认为已记住的事实影响。心理学家早已明白自传记忆不是一个简单的再生过程（Bartlett, 1932/1995），正如麦克纳利（2003）所说："回忆一个人的生活，不像是用工作记忆单纯'回放'过往记忆。"他讨论了这个误导性的描述如何获得了大多数人的信任，部分归功于怀尔德·潘菲尔德（Wilder Penfield）——这个神经外科医生最为人所知的工作是绘制了大脑的不同功能区域。潘菲尔德在20世纪50年代声称发现了"意识流的解剖记录"（1955：68）：在对癫痫患者进行手术前，他用电刺激颞叶皮层以确定引起癫痫的部位。令人惊讶的是，一些病人报告了生动的体验性回忆（1969：150）。他总结说，大脑包含"一个类似于电影胶片的神经元记录，记录了个体意识到的所有事物"（1955）。然而，潘菲尔德夸大了他的观点，不到10%的患者报告了他们有体验性回忆，其他人则报告了感觉片段，如听到说话声、狗吠声或马桶冲水声。潘菲尔德认为这些事件是对过去体验的重放（Penfield & Perot, 1963），因为它们如此琐碎，所以他断定大脑必定保留了曾经意识到的东西。然而一些"被记住的场景"可能不像所描述的那样发生过，比如一名妇女认为自己是一名走过草地的7岁女孩——是旁观者角度的图景。潘菲尔德本人承认，真正的自传体记忆功能和电影或录像机并不像，但是他确实坚持用少量证据来证明大脑中有一个永久的、准确的和不变的记录。他的观点是，有意识的回忆等同于有选择地回放已存储的东西（McNally，2003）。

记忆被存储在心灵或大脑中的说法，源自广为传播地"体验"发生在"心灵中"。我们已经看到这一描述对情绪的误导，思想也是如此，将在下一章中讨论。"记忆"在普通意义上是一种有关保留能力（retained ability）的概念（Bennett & Hacker，2003），这种能力可能与头脑中的某些想法或图像有关联，但即使没有任何特定想法或图像，人们仍可以回忆。一个人有一定的体验，在某种程度上就保留了叙述或描绘的能力。

神经科学家已经发现了一些神经系统会参与这种功能，比如杏仁核（或者说其不同功能，因为短期和长期记忆可能涉及不同系统）。现代神经影像学研究试图将大脑活动与录音脚本联系起来，通过叙述患者所遭受的创伤性事件来研究神经变化，但结果各异，解释起来并不容易。除了对边缘（情绪）系统的激活进行一般性预测之外，研究人员很少具体描述其实践意义。这是一个新的领域，充满着复杂的结果，多数不能被重复，也很难解释（Uttal，2001）。当涉及更高水平的认知和情绪过程如创伤记忆时，情况更是如此。总之，似乎没有证据表明"人们记得什么"与"脑中发生了什么"有任何直接关联，但以下表述并不令人意外：记忆是一种能力的应用，而不是对存储图像的检查。存储这个想法来自将体验作为心灵中的"心理事件"这一图景，于是存储体验或者被"隐藏"在前意识中，或被压抑在无意识中。若存储在心灵中的图像有脑部生理基础，描述就变得更加混淆。记住某些事物的能力与使其成为可能的神经生理学条件间的联系还有待研究，但我们很清楚对这种联系的合理解释并不与潘菲尔德的"大脑中电影放映"有关。

这一切都与创伤记忆的回忆密切相关。一般常见的描述是，心灵或大脑记录下了这些过程，但由于它们非常令人痛苦的，所以被压抑了，无法触及。在弗洛伊德的术语中，它们存在于无意识而不是前意识，只能通过治疗来展现。在治疗过程中记忆会生动地重现，具有准确的细节。当然，这是一种录像机式的描述，可能有高度误导性。据心理学家研究出的结果，回忆并不是对过去事件的细节性陈述，而会极大地受当前利益、愿望的影响。除非创伤记忆是一种非常独特的记忆，否则"回忆"过程中形成的图像不能作为记忆的价值——可能与过去的体验有联系，但也可能没有。

此处的合理怀疑可能对某些形式的治疗具有实践意义。大量心理实验表明，给实验对象灌输错误的记忆是极度容易的（McNally，2003，pp.72-77）。因此，20世纪80—90年代的"恢复记忆疗法"引起了人们的怀疑，不确定许多对儿童性虐待的"恢复的记忆"是否真实。英国皇家精神科医师学院提出了一套有关训练、实践、研究和专业发展的报告，建议精神科医生避免使用任何"记忆恢复技术"，因为缺乏证据支持这种方式下恢复的记忆的准确性（Brandon，1997）。

恢复记忆疗法涉及催眠、意象引导、梦的工作、身体工作等程序（McNally，2003），但这只会产生错误记忆。这个领域存在广泛争议，争议双方都带着强烈的感情。

随着这个领域进一步发展，有些来访者报告他们曾被外星人绑架——有时甚至是被虐待。哈佛大学精神病学家约翰·麦克（John Mack，1994）在研究中指出，大多数病人都是在催眠或其他与标准恢复记忆疗法相同的准催眠过程中"恢复记忆"的。有相当数量的人恢复了"被绑架的记忆"，这看起来很不可思议，但若联系到来访者的信仰背景或认为合理的东西时，就不那么令人惊讶了。在1997年和2000年进行的美国民意调查显示，43％的美国人认为不明飞行物是真实存在的，而不是想象的产物；30％的人认为来自其他星球的智慧生物已经到达过地球；17％的人认为外星人曾绑架了人类（Barkun，2003）。这意味着虚假记忆所要求的信仰环境已经存在了，另一个要素是来访者需要相信,自己会在治疗过程中记起构成绑架记忆的图像,要认为图像来自潜意识中的记忆存储器,并且可以合理地转为记忆。如果没有这样的想法,该程序就无法运作。

还有一个令人质疑的部分是"前世生活疗法",也是通过催眠或诱导进入深度放松状态。我对这一过程的有限体验表明,如果适当地引导人们回忆出生之前发生的事情,几乎所有人都会产生"前世的回忆"。然而,精神病学家伊恩·史蒂文生(Ian Stevenson)把大部分时间用于研究自发性前世回忆(Stevenson,1973),并对于依靠恢复记忆程序来研究"前世记忆"持怀疑态度。荣格派分析家罗杰·伍尔格(Roger Woolger,1988)更偏好使用这种程序,但是对"恢复的记忆"是否真实持开放态度,认为也许它们是对来访者有治疗价值的想象力的建构。对于许多人来说(比如McNally,2003),"恢复前世记忆"的案例提供了额外的证据,表明信任这些"记忆"是愚昧的。但是在性虐待等例子中,关键在于人们根本无法简单地借来访者记起的图像判断它们是否为记忆现象。在某些情况下,一个人对于是否可能是真实记忆的判断,取决于考虑这些说法在多大程度上是可信的,而不是图像的生动性。虽然一些"恢复的记忆"可能是真实的,但恢复记忆治疗师使用的程序很容易产生虚假的记忆。

对"无意识的录像机中储存着被压抑的记忆"的这一描述,让恢复记忆疗法获得了合理性,而精神分析理论关于无意识内容动力性压抑的观念支持了这一描述。这个理论——至少在其广泛的概括中——是如此熟悉,以至于许多治疗师发现假定它可能存在根本性缺陷是很难的。然而,好像也有充足的理由认为根本就没有精神分析所谓的"压抑"。有时我们会欺骗自己,确保自己不去有意识地注意已知道的事情;有时我们会误解事情,以确保记忆更符合我们想要或相信的东西。但没有证据表明,在创伤事件发生后记忆会被压制在无意识中,直到在治疗过程中才再次被调取出来。在心灵或头脑中记录的图像压根儿就不是记忆,来访者自己有时也会怀疑他们恢复的"记忆"。

Costall 和 Bull（2002）研究了 20 个遭到性虐待受害者的陈述，他们的报告表明，受害者认为恢复的记忆看起来通常与普通的记忆"不同"，并且与已有的关于虐待的记忆也有所不同。"一些人指出，恢复的记忆往往异常清晰生动，随着时间的推移更加如此，而不像正常记忆那样随着时间流逝而逐渐模糊"（McNally，2003）。

我的结论是，针对无意识和压抑的心理动力学理论会损害治疗实践。可以说，被外星人绑架的"记忆"是怪异的，但它不具有破坏性，但是性虐待的"记忆"则大不相同。毫无疑问，令人痛心的儿童性虐待现象时有发生，但治疗师的微妙引导也可能让来访者"回忆"起从未发生过的事情。不同于被外星人绑架这样的记忆，的确存在个案恢复童年被虐待记忆的情况，但这并不令人惊讶，因为大家都相信无意识和压抑的存在。显而易见的是，治疗师明确或隐晦的建议，或者仅仅是来访者留意到的治疗师的信念，都会在引发虚假记忆上发挥重要作用。

这是一个严重的问题，因为记忆是否真实，会对我们理解来访带来很大的不同。这直接影响到来访者如何与被指控的虐待者建立关系——虐待者往往是其家庭成员，会对家庭成员产生巨大影响。在美国，一群被指控虐待孩子的父母于 1992 年成立了名为"虚假记忆综合征"的基金会，英国也于一年后有了类似组织，向被指控的家庭成员提供支持和咨询。有些受害者对"虐待者"提起了法律诉讼，而另一些则向其治疗师发起了诉讼，所有这些都给双方带来了巨大的痛苦。某些治疗师会向病人传达一个理念，即治疗会包括从无意识中获得压抑的记忆。我们不应该谴责这类治疗师，因为他们的意图不是伤害来访者，而是出于对理论的信仰，但也很难说他们对理论的信仰可能会使其同那些不幸成为他们来访者的人一般受到蒙蔽。

小结

就像人本主义一样，心理动力学实践有一个常识性的核心，即使没有结构复杂的理论，这个核心常识也能被很好地理解。事实上，存在着不同的心理动力学理论，这与存在着不同的精神分析学派有关，但其核心都是弗洛伊德的"无意识"和"压抑"。

然而，这涉及重大的不合理概念，与罗杰斯"不一致"中的不合理是平行的。弗洛伊德基本上遵循了笛卡尔的"心智"概念，"无意识心灵"的引入只会增加混淆。就罗杰斯理论而言，这些混乱不只存在于学术上，还会导致实践上的混乱，好比会损害来访者的"恢复记忆疗法"。

第 六 章

认知行为疗法

认知行为疗法与第三章讨论的早期行为疗法截然不同，它通过将"认知程序"纳入心理疗法而发展。这种发展（有时被称为CBT的"第二次浪潮"，与"行为治疗的第一次浪潮"形成对比）大致与心理学中"认知革命"同时发生，尽管认知疗法的创始人亚伦·贝克和阿尔伯特·埃利斯并不是认知心理学背景的，但都受过精神分析传统训练。埃利斯受斯多葛哲学学派影响很大，但其著作也有很强的常识性。霍夫曼（2012）评论说："虽然贝克和埃利斯做了开创性的工作，但是新心理治疗方法的基本思想并不是新的。甚至可以说，它只是将常识转化为实践。"

这一"新方法"的核心思想是情绪失调源于适应不良的思维，所以如果一个来访者能够改变思考方式，那么感觉和行为也会随之出现治愈性的变化。这个想法在治疗中的应用与行为治疗中的程序截然不同，最好将CBT看作两种方法的松散组合，虽然这两种方法本身是非常不同的。

CBT的认知程序

在对CBT认知技术的简要介绍中，我将主要借鉴迈克尔·尼南（Michael Neenan）和温迪·德莱登（Windy Dryden）著作中的部分内容。认知治疗通常始于来访者对其困扰的简单陈述，治疗师会在了解基础信息后大致说明咨询模式是什么，接着请来访者列出其问题，并与他们讨论应优先考虑哪些问题——治疗师会建议从更具体的目标出发，重新改写问题。比如，如果来访者的问题是"我感到与内心像被隔开了一样"，治疗师则会问什么在实践中会被视为"更有联结的"，答案可能是"在家里更加自信地说出我想要的东西"。

大部分认知疗法都包括详细地探索来访者如何看待自己及自己的信念不合理的地方。治疗师可以帮助来访者权衡他们的信念是否有合理的依据，考虑令人痛苦的情况的替代解释，注意哪些思想是夸大的或具有"全或无"特点，考查其失败多大程度上是由环境造成的，多大程度上是自己的原因。可以说，在很大程度上，认知疗法通过挑战来访者的信念而"起作用"。但这不是一个正确的理解，人们很有可能意识到自己的信念是不合理的，同时仍然保持像以前一样的感受和回应。此处存在理论上的困难，但在实践中，我认为认知疗法通过结合对来访者信念的理性考察与行为疗法的程序来避开困难。

我们可以看到，认知过程并没有真正被应用于以下例子（Beck, 1976）：

来访者：明天上课前我得做个演讲，我很害怕。

治疗师：你害怕什么？

来访者：我想自己会很丢人。

治疗师：假设你这样做……然后丢人了，这件事为什么那么糟糕？

来访者：我永远不会忘掉它。

治疗师："永远"是很长一段时间……想一想，假设他们嘲笑你，你会为此死掉吗？

来访者：当然不会。

治疗师：假设他们认为你是有史以来最糟糕的演讲者……这会毁了你未来的职业吗？

来访者：不，但是如果我能成为一名好的演讲者，那将会更好。

到目前为止，讨论纯粹是理性的，但是这样的讨论并不会给来访者的感受和做法带来明显不同。

会谈继续：

治疗师：所以自己吓自己，好像你的命运都因此悬而未决。

来访者：是的。它确实让我觉得自己的整个未来都处于危险之中。

治疗师：顺着这个思路，你的想法被困住了……你倾向于把任何一点失败看成世界末日……你必须正确地定义你的失败——只是某个目标失利了，而不是一场灾难。你必须开始挑战自身错误的前提假设。

治疗师将来访者的注意力吸引到"认知模式"上，但是这个"信息"是否会对来访者产生直接的影响尚不清楚。

来访者后来的确在课前做了演讲。这不是一个愉快的经历，但他"幸存"下来了。治疗师指导他改变"失败意味着一场灾难"的观念，在下一次会谈中，学生认同自己过于重视同学们的反应。

会谈继续：

来访者：最后一次发言时我感觉好多了……我想这是一个经验问题。

治疗师：你是否有所觉察，事实上人们对你的一些想法并不那么重要。

来访者：但如果我要去当医生，就必须给病人留下好印象。

治疗师：你是不是一个好医生，取决于你诊断和治疗病人的能力，而不是你在公共场合演讲得有多好。

来访者：好吧，能知道对病人而言自己是好的，而且我想这是很重要的。

这里发生的情况与行为疗法似乎没有什么不同。通过与治疗师讨论，学生对课堂上发言的恐惧可能会减少一些，这部分由于体验到了治疗师的共情和支持，部分由于注意到自己的反应通常被恐惧淹没。他开始认识到，他不会因为表现不佳而死亡，也不会因此毁了前程。很难区分什么是他的反应，什么是他对事物的看法，两者彼此联系在一起。他说："我的确觉得整个未来都在危险之中"，但如果仔细琢磨这句话，很难否认他确实相信这一点。贝克认为"顺着这个思路，你的想法被困住了"，但似乎有更合适的理解——学生的情绪反应偏离了他的信念。就像对蜘蛛的害怕一样，经过反思学生发现自己的反应是不合理的。我将进一步讨论这个观点，但我不认为要通过看到由信念引起的情绪反应来理解事物，或者将信念看成情绪反应的明确表达。学生"我认为这是一个经验问题"的解释似乎更为有用。

核心常识

即使不深入理论，也可通过以下方式了解咨询中发生了什么。

首先，治疗师帮助当事人澄清他究竟在害怕什么，这部分操作与人本主义治疗方法没有太大区别。上台演讲的恐惧表达为对被嘲笑的恐惧（根据这个认知，学生能采取不同行为，比如有意在演讲里加入一些笑话）。

其次，学生让自己去经历这种可怕的情况，结果他事实上没有遭到嘲笑，这让他的恐惧在一定程度上减弱了。我们可以通过理解行为过程的方式来理解这个例子，也可以看到它与治疗师的言语互动方式是类似的：学生的预期反应是把上台演讲看作极其恐怖危险的情况，但治疗师以不同的方式呈现这一情景，学生也因此在一定程度上分享了治疗师的理解。实际上，他们都认为事实上什么灾难都不会发生，而且都认为学生的反应是非理性的——"顺着这个思路，你的想法被困住了"。治疗师让学生接触到现实的情况，而当学生演讲时，这种现实的接触继续发生。很难为"为什么接触现实会让人们的反应有所不同？"找到答案，这似乎根植于我们对事物的一般理解。也许只能说，那些反应不受现实影响的个体与我们有很大的不同。

CBT中常见的两个步骤，一个是帮助来访者澄清和阐明其反应到底是什么（比如，"我真的害怕什么……我害怕……嘲笑"）——正如人本主义治疗、聚焦取向疗法及心理动力学疗法中所做的那样，治疗师对来访者的真实感受给予试探性的解释；另一个是促进来访者和治疗师对于情境现实性的一致接受，帮助来访者做出不同反应——属于行为疗法的操作。

过度区分CBT的"认知"和"情感/行为"可能是错误的。治疗师帮助来访者参与和处理困难，不管是努力表达其感受反应（如人本主义的治疗），还是以某种适合的表达方式做出反应（如行为治疗）。比如，来访者首先要承认自己倾向于"咄咄逼人"，然后进一步将"咄咄逼人"的反应表述为"希望人们更多地注意到自己"。如此一来，他们就能够以一种更有效的方式实现目标。另一方面，若来访者首先采取不同行为，比如亲自摸一摸蜘蛛玩具，就更能全心全意地认为"蜘蛛并不危险"。我认为CBT根本上做的是帮来访者整合感受反应与对情境的看法。全心全意地体验自己所处的情境，治愈"我感受如何"与"事情是怎样的"之间的分裂。但在某些情况下，我们做得更多的是将自己的感受与对事物的看法相适应（"蜘蛛并不真正有危险"的认知有助于人们去接近蜘蛛）；在另一些情况下，将自己的认知与现实情况相适应（使个体更多关注到，过去的"咄咄逼人"其实是为了"让人们更多地注意到我"）。我将在第十一章进一步讨论"整合反应与观点"。

以上讨论仅围绕"经典"或"第二波浪潮"中的CBT出发。然而，CBT的现代形式（所谓的"第三次浪潮"）（Neenan & Dryden，2004；Hofmann，2012）包含了许多人本主义的实践。除了早期技术，CBT现在还强调倾听、同理心和以一般意义上温暖且个人的方式与来访者建立关系。"第三次浪潮"的变体还包括强调以心智化（mindful）的方式注意自己的反应（Segal et al.，2002），这与聚焦取向治疗的做法不同；其他的变体形式也包括明确地关注治疗关系（Swales & Heard，2008）——这也是心理动力学和（后期）人本主义学派的特点。正如霍夫曼（2012）所言："在今天，CBT是一个总括性的术语，包括许多不同的体验支持疗法。"在我看来，这是一个值得欢迎的发展，与常识很吻合。尽管CBT的发展从行为学习理论和认知心理学的理论根源出发，花费了漫长的时间，也使得批评和捍卫"CBT"都越来越困难——人们不再清楚自己在批评或捍卫什么了。

CBT中的认知和行为元素的结合也使得我们很难谈论"CBT理论"，因为在这一方法背景下有两种理论，而且是彼此迥异的。第三章讨论了行为主义理论，本章会讨论认知理论。

理论及其困扰

认知：信仰、思想和观念

首先，定义"认知"是必要的。它更多的是心理学家或哲学家所用的术语，而不是使用于日常语境中的，但明显与"意识到（cognizing）"或"知道（knowing）"有关。《牛津简明英语词典》（*Shorter Oxford English Dictionary*）的定义是"知道（knowing）的行为或能力"。也许认知疗法的核心思想是认为人类的情感和行为具有认知维度，符合我之前所说的（在第四章和第五章）"体验一种情感本质上不是一种身体感受——虽然这可能是存在的——更多是以某种方式看待自己的情况"。比如在嫉妒时，人们会看到别人对他人的偏爱，或者在骄傲时自认为做了好事。但是，所有这些的前提，是个体要具有这样看待事物的观念。没有对人际关系和偏好的概念，就不存在嫉妒。至少从这个意义上来说，"概念"一词也更多属于心理学和哲学，而不是日常用语。不过我认为，我们日常使用它们时也不会差距甚远。比如一个人说到"偏好"，就意味他知道什么是偏好，当他遇到相应情况时可以识别出来，会引起注意，也能反思情况是否如此。

认知（既有概念，指知道事物是什么）贯穿人类的大部分生活，这似乎是无可争辩的。情绪、信念和思想涉及认知，感知也是如此——至少在把事物看作某种具体东西的情况下。人们无法直接把某个事物看作"风向袋"或是"一个错误"，除非他知道风向袋或错误是什么。"认知"需要被理解为个体知道的知识的含义，特别是涉及概念的知识类型。

这与认知理论如何理解认知有所不同，我认为有些混淆可能正是因为不了解这一差异而导致的。埃利斯和贝克认为，认知理论中的基本思想来源于斯多葛学派哲学家埃皮克特图斯（Epictetus）："事物本身不是那么重要，重要的是我们如何看待它"。认知理论发展了这一思想，认为问题行为源于我们没有以直接的方式看待事物，或者是因为我们具有非理性的思想和信念。所以，如果能理顺看待事物的方式，或者能重构非理性思想和信念，那么我们将不再受到困扰。但是，这么一来似乎出现了另一个难点：到底什么才是至关重要的？是信念，还是想法，或是如何看待事物的方式？这些概念是不同的，其间的差异对于认知理论的治疗实践至关重要。

认知理论认为，情绪失调由某种扭曲或不合理的思维方式导致，通常被区分为三个层次（Neenan & Dryden, 2004）。首先是负面的自动化思维，人们感到苦恼时往往会产生这一类的思维，比如"我很笨拙""我总是迟到"。这些想法通常会以言语形式表达出来，尽管贝克（Beck, 1976）认为情绪困扰也可能涉及心理意象。询问"当时你脑海中想的是什么？"可以引起来访者的注意。其次是潜在的思维假设，比如"如果不被爱，那我什么都不是"或者"我不可以向他人请求帮助"。最后是一些非常普遍的、无条件的核心信念，比如"一切事物都在和我对着干""我毫无价值"。认知疗法的中心思想认为需要改变的是来访者的核心信念，治疗师试图通过吸引来访者注意其负面的自动化思维从而引起改变。这些思维受到挑战后，来访者开始接受它们是不合理的，治疗师也帮助来访者认识到它们来自不合理的假设，后者植根于本身就非常有问题的核心信仰。一旦来访者可以开始重构核心信念，其潜在假设就会改变，情绪困扰也将得到缓解。

正如麦凯克伦（McEachrane，2009）所指出的那样，分析的一个难点在于确定个体持有什么样的想法。然而，当说一个人毫无价值时，实质上并不意味着这个人脑中有一个"我毫无价值"的想法，而是说他在以一种整体的方式回应情境。麦凯克伦引用了其学生茱迪丝·贝克——也是其来访者——的一个例子，贝克表示某天早晨她去上课时莫名感到不安，问及她当时在想什么，来访者说她看着其他学生交谈、玩飞盘、在草坪上闲逛，满脑子都是"我永远不能像他们那样"。治疗师认为这是一个自动思维，说道：

> 我们要做的是教你识别你的自动思维，然后评估它们，看看它们有多准确。比如，接下来我们将评估这个想法"我永远不能像他们那样"。如果你发现自己的想法不对——当情绪低落时，其他同学和你的表现是一样的，你认为会发生什么呢？（Beck，1995）

此处其实混淆了一件事，即当治疗师询问来访者脑中有什么想法时，来访者说"我永远不能像他们那样"。我们想当然地认为，这个想法会以词语或图像的方式出现在她的脑海中，然而这可能是错的。当她说这是她的想法时，她更可能表达的是一种悲伤和低落的感受。

本质上不是脑中有"我永远不能像他们那样"的想法，而是某种特定的感受和回应。前面的章节提到，具有某种情绪不是指具有任何特定的内在体验，这同样也适用于思考、意识和认识。哲学家诺曼·马尔科姆（Norman Malcolm，1977）写道：

> 比如，我们注意到罗宾逊在小心翼翼地走路，你对此很好奇。我回答说："因为他意识到路很滑。"这并不是指"这条路很滑"的

概念存在于他的脑海里。另外一个例子是我在十字路口朝某人挥手，然后告诉别人："我今天看到了某某"。我确实是认出了对方，但不认为我是在加以思考——"那个人是某某"。

意识、认识和思考并不是说脑中存在这些想法或留意到特定词语和画面。正如马尔科姆所说，我们需要区分"想到（thinking that）"和"思考（having thoughts）"。一个自信的人可以认为自己很棒，但不需要在脑海中产生一个"我很棒"的想法。因此，只要认知疗法将注意力集中在消极思维上，似乎就瞄准了错误的目标。重要的是"来访者怎么想（比如觉得自己没有价值）"，而不是"脑海中有什么想法、文字或者图像"。

这里混淆的第二个来源是，在日常中"认为自己毫无价值"和"感到自己毫无价值"几乎没什么区别，都表达了对自身存在的一种态度，一种存在于世的方式，都不能通过头脑中的文字、图像或身体感受来阐明。想着明天会下雨与预感会下雨等也是如此，都是对天气的态度，并且是对雨天的一种恰当的行为倾向，关乎个体如何回应情境。这与相信明天会下雨是不一样的，后者可能等同于会下雨。更典型的是，如果有人表示相信会下雨，他就不是在表达态度，而是给出断言——通常已准备好理由。这么一来，问题就变成其理由是否合理。相比之下，预感会下雨的说法并不需要我们质疑其合理性，因为人们只是简单地表达自己的反应。如果这一反应受到挑战，人们可能会说："好吧，这只是一个想法（印象、感觉、预感）而已"。但人们不会以同样的方式来说："这只是我的信念而已"。感受、印象和预感等反应可以被认为是不充分的，但不涉及合理与否。

非理性的反应和不合理的信念有很大的区别（Hacker，2007）。如果来访者说了类似的话，我们可以说这是一个不合理的信念：

我知道英国本地没有毒蜘蛛，但是有时候有些毒蜘蛛会被人从别的国家带过来。而且即使已经清楚某些蜘蛛是无毒的，肯定也还有没被发现的毒蜘蛛，所以这点真的不能保证。

这个说法似乎不太合理，适当的回应是指出其中的推理证据多么薄弱：比如有关英国毒蜘蛛种类的统计资料，或者未知的有毒物种。类似谈话涉及针对来访者信念合理性的辩论，治疗师会与来访者争论对错，并试图说服他们。与患有蜘蛛恐惧症的来访者的工作则完全不是如此，他们没有需要辩论的不合理信念，他们的信念是合理的——非常清楚英国的蜘蛛并不危险——但是的确有非理性的反应。

我们如何看待事物或对事物做出反应，可能会与我们所相信的事情发生冲突，这在视觉感知中显而易见。在被称为穆勒-莱尔（Müller-Lyer）的视觉错觉中，我们看到或自发地感知两条线并不相等，但一旦加以测量，就会发现它们其实是相等的。重要的是，即使我们相信了这两条线是相等的，也不会改变我们对其的自发感知。同样，相信蜘蛛不危险，也许并不能改变人们将蜘蛛感知为危险的。

在上面的例子中，当事人"认为她永远不能像他们那样"，治疗师提出将这个"自动化思维"作为目标对其进行评估。然而，许多认知疗法并未把自动化思维作为治疗的主要目标，而是关注潜在假设或"核心信念"。认知治疗师可能会认同来访者期望自己从未这样想，但是她真的相信自己永远不会像别人那样吗？她回答可能是："我不知道——但我是这样感觉的。"像埃利斯一样的治疗师会挑战她的表达方式，例如，某人说他"感觉自己是个坏人"，埃利斯（1994）试图让来访者承认这是他的信念，但是来访者拒绝：

> "当然，我知道我有进步，我确信这和咨询工作有关。我很高兴，也很感激你。但我还是有这样的感受——我真的是个坏人，并且对此无能为力，其他人也都能看得出来。我不知道该怎么处理这

个感受。"

"但你所谓的'感觉',在很大程度上是你的信念——你看到这点了吗?"

"我的感觉怎么会是一种信念?我是真的——呃——有感觉到,它就是一种感觉。"

埃利斯似乎并没有考虑到,人们"感到自己是个坏人"与"相信自己是坏人"是有区别的,来访者也完全有能力做出区分。同样,贝克的策略是试图让来访者用"我相信"代替"我感到"。"对于认知治疗师来说,我们希望尽早将'我感觉'转译成'我相信'"(Beck,1979,p.37)。

我认为来访者有权抵制这种"转译"。实际上,他们对语言是如何使用的感觉要比认知治疗师更好(这并不令人惊讶,因为来访者只是简单地在使用日常用语,而治疗师对语言的使用很可能被理论"污染"了)。感觉与相信间存在重要的区别,也正是埃利斯的来访者想要做出的。埃利斯与来访者的会谈继续:

"是的,但你之所以'感觉到'是因为你'相信'。比如,如果你相信自己是个好人,尽管你犯过错误,也可能在未来继续犯错;尽管还有其他人认为你那么好,比如你的父母。但如果你真的相信这一点,你还会感觉自己是坏人吗?"

"哦。嗯。我想你是对的,那我就不会那么感受了。"

来访者听起来不完全相信治疗师说的话。当来访者说"我想你是对的"时,往往是在表达"你错了,但我不知道怎么说"。不过,我们也可以理解来访者为什么犹豫不决,如果来访者真的相信自己是一个好人,那他就不会有以上感受。但我认为这和治疗师说"如果你真的相信这一点"有关,"真的相信"常被用在不仅相信某些东西且准备采取行动的语境中。蜘蛛恐惧症患者相信蜘蛛并不危险，但如果问他们是否真的相信，他们可能会犹豫。他们可能会说，自己以一种理智的方式相信它，但不是全心全意地相信。在正常情况下，我一直在呼吁观点和反应是一致的，但是在治疗中两者可以是分开的。因此，这种情况下个体不知道该怎么说也并不令人惊讶。治疗环境往往要求我们区分观点和反应，但正常情况下二者是一致的。当然，对于这种情况，也有常用语言资源可以使用，比如可以区分"理智上相信"和"理智感情都相信"，或者也可以区分"相信"和"仅仅这样感觉"。

如果埃利斯的来访者真的相信自己是一个好人，就已经涵盖了一种特定的态度或反应，一种与生活接触的特殊方式。这种方式显然与"感觉自己是坏人"不相容。我认为在上文中，埃利斯把"相信"转变为"真的相信"了。在第一段引文中，治疗师说的是"相信"——"但你所谓的'感觉'，在很大程度上是你的信念——你看到这点了吗？"

来访者表示拒绝，说自己实际上并没有这个信念，只是有一种感觉。在第二段引文中，治疗师说的是"真的相信"——"但如果你真的相信这一点，你还会感觉自己是坏人吗？"来访者自然表示承认。"相信"意味着"认为或觉得自己是坏人"。当然，个体很难抵制治疗师的建议，即如果他不相信自己是坏人（"真的相信"），就不会感觉自己是坏人。但只有在"真的相信"这个意义上，"感觉自己是坏人"和"相信自己是坏人"之间才没有明显区别。这和"感觉由信念所致"没有关系，也没有任何理由认为让来访者改变自己的（认识上的）信念就会让感受发生改变。正如第三章中提到的，确实有一些研究证据反对CBT的治疗变化是由认知干预引起的。

一些认知治疗师会说，认知治疗并不是治疗师与来访者的理性辩论。贝克在2003年一次电台采访中说道，教导来访者解决问题的合理性"实际上是对我们真正做的事情的过度陈述……认知疗法也是一种体验式的治疗方式……在这种体验中，如果来访者开辟新的学习渠道，就会重塑他们的信念。"（Neenan & Dryden，2004）。这与上文来访者的评论是一致的，他在演讲后说："我想这是一个体验问题"。但我并不清楚贝克会如何看待这一点，是认为它符合认知疗法的主要信念，或认为认知治疗师确实是在与来访者进行理性辩论。

> 通过将适应不良的认知视为假设，病人被赋予观察者、科学家或侦探的角色……为了挑战这些想法，治疗师和患者在辩论中讨论支持和反对某个特定假设的证据。（Hofmann，2012）

假设来访者确实得到了这类帮助，正如理论所言，关键就在于改变的发生是否在于来访者改变了信仰，信念的变化是否导致对情境变化的看法和反应。另一种对干预措施有效性的观点是我之前提到的"认知治疗师致力于让来访者接触事物的现实"，这样一来，改变的过程与其他"暴露"疗法的改变并没有本质区别。治疗师不是与来访者就信念系统的不合理性进行辩论，而是强调来访者面对的处境的"铁事实（hard reality）"。埃利斯（1973）写道，治疗师：

> 迅速将来访者引向一些基本的非理性思维，这些思维激发了来访者大部分被扰乱的行为；他用挑战来访者来验证这些思维，向他们表明其超级逻辑（extralogical）的前提是不可验证的；他从逻辑上分析了这些想法，并且把它们作为主要工作内容。

这是一个没有道理的辩论，我怀疑其有效性和理智没关系，而是来自来访者已经知晓的一种戏剧性暴露。

认知疗法的问题仍然存在，比如对蜘蛛产生非理性恐惧的人并不相信蜘蛛是危险的，这就是恐惧反应不合理的原因，也是他们寻求帮助的原因。但是，"情感由信念造成"这个假设即使是真的，也很难推导出认知理论的基本假设如何提供了帮助。认知疗法的实践可能是有帮助的，但这种帮助无法从认知理论的角度来解释。

"认知模式"与信念的混合

认知疗法的发展在一定程度上可以看作20世纪50～60年代心理学远离行为主义的一个发展方向。这种对心理学彻底的重新思考被称为"认知革命"，并在计算机科学、人工智能、语言学、人类学和神经科学等许多不同学科中展开。霍华德·加德纳（Howard Gardner）在著作《心灵的新科学：认知革命的历史》（*The Mind's New Science: A History of the Cognitive Revolution*，1987）中提供了对这一发展的调查，他认为新认知科学的核心是"心理表征"。行为主义的失败被认为是不能简单地通过考虑外部可观察的"刺激"和"反应"来解释人类活动，还需要提及"内部"因素，如人或动物会如何看待或理解当下的情况。这里的"内部"并不是解剖学上的意义，认知科学并不关心神经生理学水平的解释，而是关注为了理解行为而设想的"图式"或"心理模型"。人们通常用计算机来比喻这一观点：理解计算机正在做什么不靠处理芯片中的电子变化，而靠在计算机程序层面上进行思考。"认知过程"的讨论与编程语言类似，而不是机器之间的"谈话"。因此，"认知过程"是内在的。这与大脑过程是内在的不同，也不同于内省心理学家所关心的内在，即个体可以观察（反思）内在的心理过程，这些过程被认为是观察层面的，而认知科学的"心理过程"则具有假设性和解释性作用。

"表征"的概念可以采用图式、脚本、框架、心智模式等形式，但是这种思维方式仍然存在争议。加德纳在一般层面上认同认知科学，但他写道："如果表征确实是认知科学的关键，那么它必须清楚地被表述出来，并被广泛地接受。它需要具有量子论在物理学或遗传密码在生物科学中的地位。然而，要达到这种清晰度和共识度，似乎还有很长的路要走。"对认知科学的批评之一在于它过分强调"认知"而忽视其他因素。加德纳继续写道：

> 对于这些其他因素最终对认知因素产生多大程度的影响，学者们在直觉上有很大的不同。像休伯特·德雷福斯（Hubert Dreyfus）这样的哲学家，像罗伊·哈里斯（Roy Harris）这样的语言学家，像班尼·索伦（Benny Shanon）这样的心理学家，或者像克里福德·格尔茨（Clifford Geertz）这样的人类学家，在他们看来这些因素是如此重要，它们是人类经验的构成要素，它们应该被看作是首要的，而不是认知因素。

有一点内容需要做出重要区分，实际上认知疗法并没有在其主要思想上受认知科学影响。认知疗法和认知科学都是在20世纪70年代左右发展起来的，其共同的时代精神是对于"认知"的强调。但是，普遍意义上认知疗法的创始人埃利斯和贝克都不具有认知科学背景，而具有精神分析背景，他们的方法和理论产生自对过往精神分析观点的回应。他们的核心思想是，在理解人及其困难时，需要强调人的"认知"，也就是人们所了解、相信和思考的事物，强调他们如何"看待"事物。然而，这种关于"认知"的讨论与认知科学关于"表征"或"认知图式"的讨论是不同的，因为"表征"和"图式"是理论概念，而"信念"和"思想"属于日常语言维度。我们可以用信念来解释一个人的行为，但这与认知心理学家从"认知图式"的角度给出的理论解释是不同的。有时认知治疗师将"图式"和"（核心）信念"联系在一起（De Rubeis et al.，2010，p.280；Hofmann，2012），但这只会导致混淆。

重要的是看到有两种截然不同的对心理障碍的解释。第一种解释认为，心理失调源于歪曲的思维和信念。通过考察"思维"和"信念"的实际意义，可以对这个说法提出批评，且不需要涉及认知科学的理论概念。第二种解释借鉴了认知图式的理论。对这个概念的批评与CBT有关——因为在思考CBT时，理论家会引用认知模式——也与过程体验疗法有关，后者主要依赖"认知方案（cognitive schemes）"的概念。正如我们将在第七章中看到的，这些"方案"与"认知图式（cognitive schemas）"有许多共通之处。

在皮亚杰关于儿童心理学的著作及弗雷德里克·巴特利特（Frederic Bartlett，1932）的记忆工作中，"图式"概念首次被用于心理学。但这个概念的根源可以追溯到康德的哲学（Nevid，2007）里，康德的观点是人类的知识不建立在感官体验的基础上，也不完全从推理出发。相反，它是通过思维模式对前概念性体验（pre-conceptual experience）的"过滤"而产生的，这种思维模式决定了什么可以算作一种可能的体验。康德认为，世界本身——他称之为"物自体（noumenon）"——没有确定的结构，其结构是由头脑中固有的类别强加而来的。社会建构主义者对知识的看法可以被看作一个相对主义的变体，康德的"必要范畴"被特定文化的社会范畴所取代。对于本书来说，重要的一点是在试图理解人类的知识和行为时，既考虑感官感受到的东西，也考虑组织这种感官输入的模式。

康德把世界描绘成一个没有任何差别的物自体，是不可知的，只有通过人类思想范畴给予其结构。自康德时代以来，这幅图景是否真的有意义成了哲学争论的深刻主题。一些思想家认为，物自体在康德那里并没有扮演真正的角色，因此应该只留下在文化上的相对解释。即只有解释本身存在，而解释所指向的现实是不存在的。另一个不同观点是把现实看作一个没有区别的东西，看作混乱的，而且正如大多数人所假设的那样，世界的感知结构确实存在。"反现实主义者（anti-realists）"与"现实主义者（realists）"间的这场争论一直延续，并且成为当代一些关于心理治疗理论的讨论背景。这些理论大部分基于现实主义假设，但越来越受到反现实主义的社会建构主义的挑战。

也有一些观点回到康德原来的立场上，即"前概念体验"与"概念"或"图式"之间存在辩证的相互作用。过程体验疗法的辩证建构主义观点正是如此，将在第七章和简德林的"过程模型"中讨论。

　　在某种程度上，认知科学趋向康德的观点，因为它采用了体验被过滤的图式概念，但它在本质上是一种现实主义——最终将图式看作"大脑模型"。核心难点在于"图式"应该是什么，巴特利特给出了一个有关图式的例子：某位被试被要求阅读一个小故事，并在一年之后回忆出来。回忆版的故事越来越偏离原文，反映了参与者的文化期望：不相关的信息被忽略了；其重点和焦点也随被试个人偏好发生了转变；为了便于理解，没有意义的细节被合理化了；内容和样式也被修改得更加符合被试的文化背景。巴特利特总结道，被试将文化图式强加于最初的故事上。这有助于理解为什么人们对同一事件的回忆往往相异。但是，如果把被试描绘成在其心灵（或大脑）中有对"接收的刺激"产生因果效应的图式，那又是另一回事了。解释个体以某种特定方式记住这个故事的原因，是"因为其特殊的文化图式"会引起人们对文化背景的关注，并且探究它与故事中被修改或改变的部分的联系。这个解释不涉及心智或大脑中的内部模型。

　　心灵或脑中的内部模型、程序、图式或地图等概念似乎是混淆的。这些术语都提出了可能作为行为解释的类比，但是没有一个类比是可行的。在第三章中，我提到了让老鼠在迷宫中找路的托尔曼的研究，以及托尔曼关于条件理论无法解释的结论。他认为老鼠一定要形成对迷宫的心理地图，这个想法是认知革命的起点之一。但若说老鼠已经形成了对迷宫的心理地图，这意味着什么呢？这好比说老鼠知道了要如何在迷宫中找到方向，这是它学到的内容，而不是行为主义者所认为的它的运动并没有受到特定限制。这样的表述是可以理解的，就像对黑斯廷斯（新西兰北岛豪克斯湾地区）非常熟悉的人，其头脑中也有着一幅黑斯廷斯的地图。然而认知科学却以不同的方式谈论"心理地图"，把"心理地图"理解为一个涉及"内部结构"的理论术语。这种结构是在心灵中还是在大脑中并不确定，也许是因为认知科学的发展更多地把"大脑"与"心灵"等同。比喻说动物利用地图在迷宫中寻找方向，但这个比喻是行不通的，因为在现实生活中人们是通过解读地图上的标记来导航的（Bennett & Hacker, 2003）。地图是一个传统工具，涉及用约定的规则确定每个标记的含义（此处需要考虑，理解程度对于地图的使用可能是至关重要的）。但老鼠不能解读大脑中的路径——人类可以解读所看到的东西，老鼠可能也可以，但其大脑不能解释任何东西，老鼠和人都不能解释自己大脑里发生的事情。

如此理解的话，"大脑地图"的概念显然分崩离析。也许出于因果解释，所以人们认为既然老鼠在迷宫中跑来跑去，它脑中就会有一定的变化，从而构成了"地图"。老鼠的大脑和神经系统会因为在迷宫中跑动而发生非常复杂的变化，但是将这些变化称为地图又有什么意义呢？地图类比的要点，是表明大脑可能会形成关于世界的表征。因果结果则不是表征，树木年轮厚度是气候因素的因果体现，但并不是气候因素的表征。表征要求就所代表事物的规则达成社会共识。

大脑中存在模型、脚本或程序的说法可能同样会引起反对。认知科学伴随着计算机技术的发展而成长，这使"大脑中存在程序"的概念特别具有影响力。程序的概念看起来似乎比地图的概念更有说服力，因为在计算机中存储"信息"听起来很有道理。当信息存储在计算机中时，构成信息存储的不是计算机数字流的变化，也不是物理的变化。我们所说的存储程序的分析级别不是物理级别，而是功能级别，要根据它们在计算机整体使用中的角色或功能来分类计算机状态的改变。因此，计算机中存储的程序对应于动物或个人中存储的"图式"。然而，这个类比与对地图的类比一样无法运作。计算机程序的概念出现于人们为了执行某些任务而按照常规的计算机语言编写程序的环境背景。"程序存储在计算机中"意思是人们以某种方式使用计算机，并用于某些人为目的。如果我们试图思考大脑中的"程序"，就忽略了整体环境。大脑的相关变化不是指用约定的规则存储信息，只是人们在记住事物时所涉及的生理变化。

这些问题应该得到更多的讨论，但超出了本书范围。不过，许多人已展开过充分的讨论，感兴趣的读者可以阅读《什么是计算机仍然不能做的》（*What Computers Still Can't Do*，Dreyfus & Dreyfus，1986）及《在黑盒子内外》（*In and Out of the Black Box*，1990），以及《神经科学的哲学基础》（*Philosophical Foundations of Neuroscience*，Bennett & Hacker，2003）。

理论及其危险

本节将首先请大家注意用认知理论思考治疗时可能会带来误导的两种具体方式，然后从认知角度简要讨论治疗的广泛含义。

认知疗法的思维模式似乎会鼓励一些CBT取向的作者说出一些根本不是事实的东西。比如，斯蒂芬·霍夫曼（Stefan Hofmann，2012）写道：

> CBT的核心概念很简单。我们的行为和情绪反应受到认知（即思维）的强烈影响，这决定了我们如何看待事物。也就是说，如果我们认为自己有理由焦虑、愤怒或悲伤，才会焦虑、愤怒或悲伤。

然而，我们如何思考（从所相信的意义上）并不决定如何感知，而CBT所关注的典型情感困扰恰恰就是焦虑、愤怒或悲伤，虽然我们并没有理由如此。那么，如果采用认知理论家的立场——就像埃利斯和贝克一样——我们将不断地试图让来访者说他们（理所当然）不想说的话，这将不可避免地干扰治疗过程：如果治疗师出于可疑的理论不断挑战对方的表达方式，那么来访者又如何能找到表达自己感觉的适当方式？

认知疗法思维的另一个后果，是可能导致来访者产生之前根本没有的想法和信念。这一点在埃利斯的ABC情绪理论中尤其明显，其中A是一个"激活事件"，比如蜘蛛的出现；C是情绪性的"后果"，比如恐惧。埃利斯认为，A事件不会直接导致C事件，而只能通过B事件（即人们的信念）中介，比如说蜘蛛是危险的。然而，B事件也可能是空缺的，因为在某些情况下情绪反应似乎直接来自激活的事件，而没有任何中间的想法或信念。埃利斯的观点是，在这些情况下B事件仍然存在，即使是"空白"的。只是它发生得非常迅速和自动化，以至于人们没有留意（2012）。这似乎是一个明显人为伪造的情况——这个人一定有这样的想法，这一想法不来自实际情境，而来自其误导性的理论图景（此处混淆的来源涉及我之前提到的观点，即认知理论在一定程度上汲取了认知心理学关于"图式"的解释性理论概念，但同时也涉及了不是解释性理论概念的思维和信念，即来访者无法有意识地留意到"图式"）。这种使用理论来"纠正"来访者实际体验的做法可能会阻碍而不是促进治疗过程。

从认知理论的角度来看，相对于用狭隘的理性信念概念来理解人类烦恼的核心，用认知理论的观点进行治疗的具体危险可能更小一些。理性的重要性贯穿了西方哲学的许多方面，但在这个传统中总是存在着一种平衡。一方面是苏格拉底，笛卡尔和康德等人的主张，强调定义的重要性、清晰而精确的思想，以及规则导向概念；另一方面是亚里士多德，帕斯卡和维特根斯坦等人的观点，认为如果要在实践中应用一般原则，就需要个人的判断——"内心有其理性，而理性却一无所知"，而人们所知道的大部分东西不能也不需要理性评判。认知科学显然属于前者，认知理论的一般方法为人们带来了具有"理性主义"特征对待生活的一般态度。因此，我认为，对于理论危害的认识不能离开对现代理性主义更普遍存在的危险的认识。这个话题太大，无法在此处恰当讨论，但我认为还需要多说一点。

哲学家休伯特·德雷福斯和计算机科学家斯图尔特·德雷福斯（Stuart Dreyfus）认为，现代文化中"理性主义"起源于近百年来的三个重大发展

（1986）。首先是社会组织的巨大变化，在早些时候，当机构和企业规模还很小时，决策者可以依靠自己的认识来决定要做什么并做出选择。在现代大型企业中，特定层面的决策者对更高层的决策者负责，必须以明确、合理的方式证明其决定的正确性。这意味着当其判断与明确的标准间有争议时，他们会强烈地倾向于遵循标准而不是自己的判断。现代制度的等级性阻碍了智慧和判断，导致规则和目标日益扩大。此外，规则和目标本身需要以非个人化的方式制定，以便任何熟悉系统的人都可以进行评估。这么一来，取决于个体经验的个人判断就越来越被边缘化。

现代理性主义发展的第二个要素就是科学技术的冲击。科学尤其是自然科学的特点是精确的、可量化的观察，以及关注实验结果的预测。在我们所关心的环境中，用客观的、非个人化的方法对事物进行预测和控制是足够恰当的。但一个人用这样的态度来处事，就是不把别人当作人。在诸如手术等特殊情况下，将病人简单地理解为一类生理系统当然是合理的，但也需要考虑到病人自己的愿望。现代科学技术带来的这种态度有时是合理的，但只局限于在那些需要预测和控制的特殊情况。正是这种理性主义的态度，构成了将认知科学原理应用于治疗的主要危险。

现代理性主义的第三个要素是计算机的发展。在此之前，教育和医学等机构的实践可以被合理化的程度是有限制的，至多可以成为一个有待实现的梦想——因为做出适当决定所涉及的一系列因素超出了人类智力的范畴，实践者最终还是需要凭借自身的专业判断力行事。然而，随着计算机的出现，完全理性的梦想不再是一个梦想，而是一个可行的程序。只需要大规模地收集数据，有目标和要求规范，然后有足够的计算能力来分析和处理数据。个人偏见被消除，客观的结果被得出。然而，德雷福斯（Dreyfus，1986）评论了这个主题："这一切听起来都是开明的、进步的，直到人们意识到在这个过程中真正的知识、智慧和良好的判断力被牺牲了。"

不可否认，很大程度上认知行为疗法的盛行得益于与当代人们对"理性"的理解相一致，得益于人们过度强调显性的信念和行动的理由。问题在于这种理解本身是不合理的，不符合良好的判断和常识。

小结

现代认知行为疗法是从行为疗法和认知疗法中获得的一种思想和实践的混合物。CBT部分针对行为的改变，就像在行为治疗中所做的一样；部分则针对思维和信念的改变。这些程序与其他形式的治疗一样通常是有效的，但是完全可以用常识来理解其有效性。由于早期行为主义理论很少被引用，所以几乎没有全面的理论论述这种方法。然而，这一理论认为情感和行为是由思维和信念决定的，混合了另一种从认知科学衍生出来的非常不同的理论，即解释感觉和行为需要凭借内部"认知图式"。这会存在许多概念上的混乱，并且不容易分解，使治疗师混淆了来访者对自身困难性质的理解。也许更重要的是，CBT的理性主义框架虽然符合当代管理方法，却不适应许多前来接受心理治疗的来访者的需求。虽然无可否认它也结合了其他治疗方法的形式，更强调倾听、共情和治疗关系，但这种改变似乎与CBT疗法背后的理论原则没有任何关系。

第 七 章

过程体验/情绪聚焦疗法

过程体验疗法（Process-Experiential Therapy，PET）现在通常被称为情绪聚焦疗法（Emotion-Focused Therapy，EFT），是一种整合的体验疗法，它认为治疗的本质是促进情绪变化。该方法中注重体验的部分主要源于人本主义治疗和格式塔治疗，而情绪和情绪变化的部分则利用了认知心理学的概念。这个方法由莱斯利·格林伯格（Leslie Greenberg）、劳拉·赖斯（Laura Rice）和罗伯特·埃利奥特（Robert Elliott）在《促进情绪变化》（*Facilitating Emotional Change*，1993）一书中首次提出，后来在其他涉及夫妻治疗和叙事治疗等领域的著作中得到广泛发展。埃利奥特等人的《学习情绪聚焦疗法：带来改变的过程体验方法》（*Learning Emotion-Focused Therapy: The Process-Experiential Approach to Change*，2004）中提供了最容易被接受的常用说明。

PET在很大程度上依赖于"图式"这一认知科学概念：

图式概念的基本贡献，是认识到人类在内部通过特征性的结构表征客体或事件。图式包括纯粹的命题表征，以便在感性和概念上有规律地进行编码，但也不限于此。图式具有抽象性，是由于它们要提取规则来编码一般现实和共同的经验，而不是具体地编码特定实例中发生的事情。图式也被认为是分层组织的，更高层次的图式具有总体的泛化结构，更具体的图式以更具体的方式被应用。因此，约会的计划或者工作申请是一个高层次的图式，但在不同的背景下打电话则是一种更具体的图式。这种图式具有更多目标或意图的特征，以及实现的一套程序，它不仅仅是对一个事件的表征……在认知科学中，图式因此被视为复杂的信息网络或心智模式，这些模式操作意识以指导记忆和经验。

这将PET理论牢牢地置于认知科学框架之内，但也进一步修改了图式概念，它不再被理解为纯粹的认知表征，而是一种"具身化的认知、情感或行为结构"。这种结构被称为"情绪方案（emotion schemes）"而不是"图式（schemas）"。

我们使用"方案"而不是"图式"，因为"图式"意味着静态的、基于语言的心理表征，而"方案"指行动计划……情绪方案不能直接被意识到，它们可以通过体验而间接获得……情绪方案涉及复杂的自我组织过程，并产生以情绪为基础的自我组织……每个人都有许多种情绪方案，可以单独或同时启动。基于情绪方案的自我组织就像人的"声音"一样……情绪方案过程以及由此产生的自我组织可以被看作网状链接的组成元素，激活单个元素会扩散到其他元素。

《促进情绪变化》一书分为两大部分，第一部分关于理论，第二部分关于实践。如果治疗师只阅读实践部分，跳过有关"潜在过程困难"的理论部分，他们会发现也很容易理解。事实上，这也许是大多数治疗师阅读这本书的原因。正如埃利奥特及其同事在续集《学习情绪聚焦疗法》中所指出的那样，最初有关理论和任务的详细介绍并不"易读"，也提出了一些PET被设置在认知科学框架内的看法。这似乎是因为，虽然他们认为PET是一种人本主义疗法，但也担心人本主义疗法经常因其模糊性或不可测性而受到批评。由于这些原因，新人本主义的原则需要在现代条件下用情绪理论和辩证建构主义（新皮亚杰发展理论）重新进行表述。他们把自己的方法称为"新人本主义"，因为它试图恢复在20世纪70年代于北美基本失宠的理论传统——特别是在学术心理学家之间。20世纪70年代是认知观念在心理学中占主导地位的时期，因此，PET理论的提出方式可以部分被理解为一种政治举措，有助于让这种方法在学术上更加受人尊敬。

本章将首先阐述PET实践涉及的内容，并且论证这样的实践在没有任何类型理论支撑的情况下也是合理的。然后，将回到情绪方案的理论及其形成过程。

核心常识

PET的实践围绕着六种不同类型的心理困扰。对于每一种困难，都有一种特定类型的治疗程序，大部分（如聚焦和双椅技术）都来自其他治疗模式。治疗师需要先描述"标记"或者找出针对特定类型困难的方法，然后实施适合于该标记的程序。

第一种心理困扰，是来访者发现自己以不合理或夸张的方式对某种情况做出反应。格林伯格（Greenberg）及其同事指出，这种有问题的情绪反应的重要性，在于让来访者意识到自己的实际反应与他们对一种恰当的或自我坚持的反应存在不一致，从而有动力去探索和理解它。他们建议，在这种情况下，一个有用的方法是鼓励来访者密切关注出现问题的回应场景及回应本身。这种被称为"唤起的体现"的程序最初是由人本主义治疗师劳拉·赖斯（Laura Rice）开发的，它的目的是帮助来访者理解其构建场景的扭曲方式将如何产生有问题的反应，或者他们的习惯性反应倾向将如何扭曲其对场景的看法。格林伯格等人写道："唤起这种有问题的反应可以带来重要的自我发现，它们的意义在于让来访者意识到其实际反应与适当或自我一致的反应间的差异。"这似乎是合理的，即使没有任何理论的启发。

第二种困扰是个体对生活中的某些事情产生了一种模糊的"哪里不对劲"的感觉，但却无法清楚表达。这是聚焦取向治疗中的经典情况，对于格林伯格及其同事来说，恰当的治疗反应是按照简德林推荐的方式行事，即治疗师鼓励患者注意问题的"模糊感"，然后对自己更开放，去表达这种反应。具体的聚焦过程为如何解决这类问题提供了实际指导。但是，正如第四章中提到的那样，即使没有任何特定的理论支持聚焦过程，它也是有道理的。关键在于密切关注自己的回应，然后找到方式去表达。

接下来的两种困扰包括所谓的"分裂（splits）"的变种，即人们的"社会标准、态度、思维方式及行为方式与他们更基本的需求、目标、顾虑不一致"。由于各种不同的原因，文化和家庭的影响压倒了个人的偏好或要求，往往在来访者自发需要的东西和他们认为"应该做"的东西间产生了一种分裂感。另一种稍有不同的情况，是来访者主动中断或抑制其自发的反应。这是完形疗法和罗杰斯的"价值条件"的领域，尽管PET没有强调个人偏好的"好"和社会标准的"不好"，而是强调两者之间的平衡。格林伯格及其同事认为，在这些情况下格式塔的"空椅技术"可能是有帮助的，来访者通过借助两把椅子轮换角色扮演，识别内心冲突。空椅对话所希望达成的效果，是冲突双方都可能软化自己的态度，并达成妥协。

许多治疗方法中都有这一观念，即人们经常经历"想做的事"和"应该做的事"之间的冲突，但是可能又没有意识到这个冲突。引起困扰的是无意识的冲突，因此治疗的第一步是帮助病人更加了解他的冲突到底是什么。然后，通过更充分地体验自身对于冲突的反应，开始寻求妥协，让冲突双方各让一步。

第五种困扰被格式塔疗法称为"未完成的事件"（Perls, 1951）。在这种情况下，个体已经卷入了一个没有得到解决的情绪状态。比如，一段关系以不愉快的方式结束了；不能与悲剧性的丧失告别；被虐待后没有机会面质虐待者。在这种情况下，人们往往会钻牛角尖，或者继续重温曾经的体验。他们也可能会错误解读或反应过度，这种情况让人联想到与另一个个体没有"完成"的事件。

在这种情况下，格林伯格及其同事推荐使用格式塔疗法的"空椅技术"，让来访者想象当事人坐在对面的椅子上，鼓励来访者与其进行"对话"。我将用一个例子来总结：一位女性生动地讲述了她觉得自己不被接受，尤其不被她的母亲接受的体验。她无法放下自己不被接受的想法，尽管不明白为什么会这样想。治疗师试图唤起来访者对母亲的感受，其中涉及她与母亲互动的许多细节，比如父亲说服母亲放弃骑马（这是她钟爱的活动），因为她怀孕了，骑马的风险太大，来访者觉得母亲做出这种牺牲不是她（来访者）的错。来访者童年时代的另一个情况是，母亲在情绪上没有怎么照顾她，不太关心她，却把关心都给了小动物。后来母亲也经常喝酒，不再照顾自己，早早去世了。来访者感觉这是一种终极意义上的抛弃。

治疗师鼓励来访者想象如果母亲还在（想象她坐在空椅上）会是什么情况。母亲会觉得她不想成为一个母亲，这不是她这一生想要的，她不想为女儿而活，最后也真的没有活下去。治疗师鼓励来访者去询问"母亲"她想要什么，"母亲"回答：

> 我希望你让我离开……我确实曾让你给我按摩（在她生命临终的时候）。我甚至让你走进我的内心……比任何人都更近……你对动物的看法是对的，但是我并不害怕它们……也许这并不是你需要的东西，但这是我能做得最好的了。

在这之后，来访者对"母亲"说："你只是一个模拟角色而已。（微笑）只是无关紧要的一个人。正当我准备把你丢出大脑时，我真的好像有点……不反对你了，我曾反对过，但我现在不了。我想，无论出于什么原因，对你来说你的生活真的很难。"

我对这个例子的理解是，来访者正在进行深刻的想象性的尝试，以了解有关她和母亲的整个情况。治疗师鼓励她表达自己的感受，还让她能够形象地想象母亲的生活会是什么样。这个过程呈现的是对整个情况更深刻、更丰富的看法，这种看法与她现在的感受是一致的。她之前的回应在咨询过程中被修改了——不再愤怒地回应母亲的想法，也开始感到母亲曾经过得非常艰苦。PET理论对这个例子的理解与格式塔疗法有些不同，我将在下文讨论。

第六种也是最后一种困扰，是来访者感到如此脆弱，以至于很难表达这种困扰。他们可能会觉得自己的所作所为"无法宽恕"，或如果开始表达自己的愤怒，就会"被淹没"，或在某种程度上具有"不可弥补的缺陷"。这里我们遇到的特殊困难是来访者过于脆弱，所有方法都不能帮他们表达自己的感受，或者也没有任何方法帮他们修改回应。格林伯格和同事们认为，治疗师需要做的首先是对来访者的"共情肯定（empathic affirmation）"。来访者的难处主要在于认为自己的感受超出了正常的或可以接受的范围，因此可能体验到一种绝望感。治疗师需要向其传达，这样的感受是一种可以理解的、正常人的反应，其他人也会有，不一定要把自己与他人隔离开来。治疗师不仅需要用语言表达，而且要以对来访者的整体态度来表达。关键在于与来访者分享自己的人文关怀，对来访者的感受不带评判。与其他困扰一样，格林伯格及其同事在"潜在的过程困难"一节中谈到了这个部分，但是在"共情肯定强烈脆弱的部分"中，并没有提到"情绪方案"，而是更直接地描述了情绪和情感方面。也许作者觉得这种情况显然不需要用他们的理论来支持。

理论及其危险

现在我将谈谈PET理论本身。其理论包含两个部分，一个是关于情绪方案的理论——我们已经提到过这个部分是对于认知科学中"图式"理论的改良，另一个是关于情绪方案如何被建构的理论，这个部分来自皮亚杰的学生胡安·帕斯奎尔·莱昂（Juan Pascual Leone）的工作。第二部分的理论被称为"辩证建构主义"。

第六章中提到过"认知图式"面临的困难，其中很多的批评也适用于"情绪方案"。格林伯格（2000，pp.67-68）写道：

> 内在模式或图式是一种解释人类功能的、越来越普遍的理论观点……这些是世界编码的动力结构，它受到人们当前看法的影响……个人体验的"方案"承载着鲜活体验中的情绪记忆、希望、期待、恐惧、知识……正是这些高度特殊的、个人化的、强调情绪基础的情绪方案在很大程度上对体验和行为起着决定性的影响。它们被看作心理单元及其治疗目标，需要在治疗中被唤起，以促进咨询中的决定性体验。

PET理论的一个关键问题就在于这种"内在模式"或"动力结构"的状态。它们并不明确地存在于个人的意识中，只是一种理论表达的概念，类似认知心理学中的"图式"概念。也就是说，它们把情绪方案看成一种"存在于大脑"中的直接生理感受，或类比为存储在计算机中的程序。但是，这两种观点都没有道理，上一章已经阐述过缘由。

情绪方案的另一个困难是它与情绪有关（也包括感知、象征、动机、身体感觉等要素）（Elliott，2004，pp.26-27）。正如第五章中提到的，情绪并不是内在的物体或结构，以这种方式来看待情绪就是采用了笛卡尔的图景。好比恐惧情绪会以一种特定的方式（例如，退缩、僵住、攻击）回应一个特定的情境（例如面临可被感知的危险）。随着语言能力的发展，儿童可以用"啊！""危险！"或"我害怕！"等语言代替行为反应来报告内在状态，但这是微观结构层面的表现。把情绪作为"内在状态"（生理或心理的）的观点是一种误解语言使用方式的谬误。

同样，我认为"情绪方案"的概念也是在以谬误的方式讨论内在实体或过程。这种方式传达的信息往往言之有据，这也是为什么其关于过程体验疗法实践的大多数说法都是可理解的。格林伯格及其同事引用道：

> 因此，约会的计划或者工作申请是一个高层次的图式，但在不同的背景下打电话则是一种更具体的图式。这种图式具有更多目标或意图的特征，以及实现的一套程序，它不仅仅是对一个事件的表征。

如果我们把这段话"翻译"成日常语言，它不过是在表述一个人想要约会或申请工作，并且认识到要做这些他需要打电话。正如作者提到的，我们讨论的内容事实上是意图或信念以及达成它们的途径。但是把如果实现意图和信念描绘成"内在图式"，这是具有误导性的。谈及意图和信念是理解人们行为的一种日常方式，而图式属于心理学理论。我们说个体对于工作有一个"方案"，并且这个方案"在他脑中"或"在他心里"，这种说法并没有错。但是，这种说法并没有让我们确信关于方案的描述就存在于个体的脑中或在其"笛卡尔式"的心灵中——类似当一个人在心中唱歌，我们就一定要坚称他的心灵里有什么东西。

PET的情绪方案理论常用来解释以上讨论的前五类心理困扰。即使没有理论，每一种"治疗任务"的有效性也能够被理解。不过，更具体地看到理论是如何被应用于每一类困扰，也许更为有益。

在"对有问题的反应进行唤起式展现"的情况中，格林伯格及其同事写道：

> 这种对有问题的反应进行唤起式展现可以带来重要的自我发现。其意义在于让来访者意识到他们的实际反应与适当或自我一致的反应之间的差异。

这听起来很有道理，但是格林伯格及其同事（p.142）继续以一种更为理论化的方式写道：

> 来访者能够非常生动且不容置疑地意识到，他们有意义地说明了刺激情境的影响，并意识到说明与有问题的反应之间的联系。进而引导他们探索自己的说明背后蕴含的情绪方案，这些情绪方案存在广泛的功能不良。

很难看出这增加了任何对非理论的解释；相反，它只不过用认知心理学理论的语言做了一番解释，并且合并了行为主义者们用的"刺激"和"情境"。

在第二个"关注不清晰的感受体验"的治疗任务中，格林伯格及其同事的理论性评论是：

> 聚焦的核心过程是对情绪方案的情绪表达，也就是整合包括身体感受体验和语言表征在内的不同水平的认知及情绪结构。

然而，这种重新描述没有带来任何结果，除非个体表达聚焦的日常方式出了问题，同时认为谈论认知及情绪结构是有道理的。

　　包括针对"分裂"在内的两种治疗任务涉及使用格式塔疗法的空椅技术，对"想要"和"应该"的冲突进行角色扮演。第一步是帮助来访者更好地意识到冲突是什么，进而鼓励他在"想要"和"应该"之间迂回曲折地处理冲突。格林伯格等人对"潜在的过程性困难"的理论解释是：

　　　　需要被改变的一般过程性图式困难……是对两种对立的图式结构的刺激性唤起，这些图式结构涉及不相容的行为、想法、感受、欲望，其中一方或者双方都在意识之外。这个受损的功能形式表现为两种冲突的方案：一种是基于在生物水平上表征了适应性情绪和需要的情绪方案；另一种涉及对基本社会学习（与感受和欲望相对应）的负面评价和内摄标准……包含这一社会层面的"应该"与机体的感受和需要间的冲突方案需要被意识并被改变。

　　这是一种用PET术语对困扰进行表述的方式，但是很难看到这样的方式如何增加个体对于"到底发生了什么"的理解。这种"情绪方案"没有增加任何新的内容，有没有它都一样。

　　在与第五种困扰有关的"未完成事件"上，PET认为有强烈的情绪被唤起了，但是自然表达的渠道被堵住了，于是情绪在个体中停留在压抑的状态。用诸如"空椅"的想象技术，可以让它们第一次被完全表达出来，于是被憋住的痛苦和张力就得到了释放，个体也就有机会以一种没有被压抑扭曲感受的全新方式来看待整个情境（Greenberg，pp.245-246）。这是有关宣泄的一种传统观点，个体终于可以完全地感受和表达情绪。从常识的视角来看，这是具有疗愈性的，因为若情绪没有被完全表达，个体就处于一个隔离的状态，所说的内容不能清晰地表达真实的感受，一个典型的例子就是情绪的彻底表达被恐惧堵住了。不过，在"未完成事件"中，情绪表达的淤堵不是由于恐惧，而是由于缺乏合适的机会——想要自然表达的对象不在场。因此，需要创造一个想象的情境来表达情绪。

不一定需要像"空椅技术"那样设置戏剧性情境，许多治疗师建议来访者写一封信给那个"不在场"者，这样他们可以彻底地表达其感受。就像在"空椅技术"中讨论过的，来访者会自然地想象对象可能会如何回应。我觉得这个过程更多的是以一种生动的方式探索和理解与"不在场"者有关的整体情境，而不是简单的宣泄，不是感受早已经"在那里"等着被表达的东西。当然，也存在愤怒的表达被恐惧堵住的情况，但是若自然表达的对象缺失了，那么这种"堵住"就是另外一个性质了——被堵住的不是愤怒，而是整个情境的发展。个体无法"修通"感受或信念，因为整个情境没有为他们提供这样做的机会。如果来访者能够与不在场者互动，那么自然发生的、"迂回曲折"的互动就不可能以这种形式产生。诸如"空椅"的想象提供了一种调动这种"迂回曲折"的互动的方式，它会产生回应与观念间的和解，并且两者通常都会发生改变。一切感受都可能在这个过程中出现，但是把它描绘成"来访者内部发生作用的情绪方案被堵住了"是有误导性的。相反，当来访者开始想象自己参与其中的情境时，感受就在当下鲜活产生。

辩证建构主义

PET的一部分理论围绕着情绪方案的概念，另一部分则是"辩证建构主义"与这些方案有关的内容是如何被建构的。埃利奥特等人（2004）写道：

> 一般来说，辩证建构主义认为认识一个事物时，个体的认识状态和事物本身都发生了改变：人们称之为"事实"的实际上由"事物本身"和个体的认识过程共同建构……这个观点与被称为"纯粹"或"激进"的建构主义观点不同，后现代或相对主义的观点认为认知与现实是不相关的，相关的只是对世界的"解读"。相反，辩

证建构主义则认为存在着限制建构的现实约束（情绪过程就是其中之一）……因此，辩证建构主义是一种当代的科学哲学，试图在相对主义（"怎么都行"）与现实主义（"除了事实其他都不行"）中寻找一个中间位置。

这种观点来自皮亚杰，但我们能从第六章看到它最初源于康德。康德认为"物自体"和"个体认知过程"之前的互动产生了体验。格林伯格等人（1993，p.55）写道：

> 我们最关心的是关于意识构成的辩证，如概念和体验间的辩证、反思性说明与直接呈现间的辩证、间接和直接经验间的辩证……从辩证建构主义的观点出发，人们在对这两类经验来源进行辩证整合，持续参与现实的反思性建构过程。

我会论证辩证建构主义的观点终究是不能自洽的。在这之前，我想先阐述"人类的意识是概念（或语言）与当下体验间互动的建构"的观点，也许能帮助我们进一步理解。在之前的一本书中，我是这么表述的（Purton，2007，pp.84-85）：

> 既存在当下的感觉或情绪要素，也存在着意义或概念要素。两种要素在一定程度上同时存在，只是有时候某一种会占主导。例如，如果蒙上眼睛，然后触摸一个物体，那么我们很快就能注意到自己的感知觉——这个物体摸起来很柔软，一端有弹性，另一端光滑圆润。在这个体验中，感知觉是占主导的。尽管也存在着概念要素，如"柔软""坚硬"等，但是我们还是不能理解这个物体是什么，甚至也不知道它属于哪一类，是一个工艺品还是一个自然物？我

们通过感知觉来认识它，但是不知道它是什么、属于哪一类。类似的体验让我们关注到自己的感知觉要素。

另一个相反的例子是我们更多地进行概念区分，而不需要当下感知觉的参与。例如，一个人使用图册区分鸟类。他分辨出一只蛎鹬、一只燕鸥，以及别的鸟类。然后，他又发现一只蛎鹬。他不需要停下来去对不同的鸟产生任何"感知觉"，或者去感受两只蛎鹬有什么不同，整个体验主要是进行概念检索——当然他也需要用到不同的感知觉才知道看到的动物是否与"鸟"的概念相符。同样，当旅客在异国参观当地建筑时，他们完全是通过导游的概念呈现来了解的。他们注意的是这些一般的概念，而不是当下的感知觉。

在所有的体验中，感知觉要素和概念要素是相互交织的。如果只有感知觉，而不知道这些感知觉是什么，那么它们就没有任何意义。而如果只有一般的概念，而没有应用当下的感受，那么这些概念也是空洞的。正如康德（1781/1933，p.A51/B75）所说："不含内容的想法是空洞的，不含概念的直觉（即感知觉）是盲目的"。在实际生活体验中具有两个要素：一个是独特的、对此时此地的当下觉察，对"这个东西（this）"的觉察；另一个是对这个东西"是什么（what）"的觉察。

在许多治疗会谈中，我们可以看到概念和感知觉之间的互动。我们关注自己感觉或感受到的，也关注以特定的方式表述或概念化它。然后，我们会注意到自己的感觉是什么，对它的表述也经常发生改变，聚焦取向治疗尤其强调这个过程。如果体验中没有两个要素及其互动，那么这个过程是不可能发生的。

从康德到皮亚杰，最后到PET的这个图景是可以理解的，但我还是觉得存在着一些歪曲之处。第五章中已经表明"当下体验"或"正在体验"的概念是混淆的。这个说法涉及笛卡尔的观点，它认为我们不能感知他人和事物，只能感知自己的体验，每个人都被锁在"主观的泡泡"中。这种哲学性的想象在实际与人和世界打交道时是不被接受的，但可以出现于哲学性的思考时刻。我们试图把"当下体验"看作"事物在我们看起来是怎么样的"，并认为这比"事物事实上是什么样的"要更基本（笛卡尔的图景把人强力拉往这个方向）。然而，相反的情况才是事实。儿童在学会说"这在我看起来是红色的"之前，先要学会说"这是红色的"。学习表达色彩不可能从"事物看起来是怎么样的"开始，"看起来"或"当下体验"这样的语言是后来才发展的。谈论"对红色的体验"是比谈论红色的物体更为复杂的活动。

因此，知识不是基于事物在我们看来如何——如果还没有掌握红色物体的概念，也就不会有关于红色体验的概念。但是，诸如辩证建构主义的理论让我们远离了事实，即我们不是从事物看起来的样子中获得知识（"这看起来是红色的"），而是带着一种前概念的体验，一种甚至都没有红色的概念时的体验。这种前概念的体验"就在那里"，关于"物自体"无须多言。在这个意义上，我在前文中所使用的"感知觉"的概念是不同的。人们可以描述关于所有事物的感觉，例如一阵瘙痒、一丝疼痛、一次轻柔的触摸，这些感觉都能在身体上找到相应的位置，或精确，或模糊，或稍纵即逝。

批评辩证建构主义中的"体验"概念并不是意味如何看待和回应事物的体验是不存在的。关键在于如果不存在语言和"感知觉"或"事物看起来怎么样"之间的互动，我们就无法构建关于世界的普遍知识。这些知识源于自己生活于其中的世界，源于我们与他人及事物的互动，而语言源于身处其中的语义社群。这个世界及我们对世界的回应比"体验"或语言都更为基础，不像辩证建构主义认为的那样，世界是从"体验"或语言中建构的。

依据PET理论，人类世界的建构不仅受语言与"当下体验"间互动的限制，还涉及情绪方案的互动。例如，一个人可以既有表达为"模糊的失望"的情感方案，也有表达为"温暖的亲近"的方案（Elliott, 2004，p.36），两者互相影响并整合成类似于"寻找舒适"的表达。反馈这些模糊的感觉，可以产生一种表达为"我需要拥抱"的象征化体验。问题在于，"情绪方案的互动"

这一充满谬误的解释，是否真的可以帮助我们理解一个说着"我需要拥抱"的人。更加直接的解释也许是这样的：当一个前语言期的孩子感到失望时，他会自然地把双臂伸向他依恋的对象，想要寻求安慰。之后，这个伸展双臂的动作变成了一个沟通的信号，并在未来被语言表达代替，如"抱抱！"或"我需要拥抱"。而在埃利奥特及同事看来，这个例子被解释为一个人体验了失望的痛苦（这描述了情境，而不是笛卡尔式的内在体验），并以语言表达来指向另一个人。但是这个人所表达的内容不能用情绪方案互动来完美解释；更好的解释方式应该包括个人的情境、他对情境的反应及他习得的表达反应的特定语言。

小结

PET整合了人本主义疗法（尤其是人本主义和格式塔疗法相关的部分）中的实践与认知心理学中的观念。这个方法在实践上的有效性完全可以用常识用语来理解。而"情绪方案"理论的提出，是为了反驳认知科学中的"图式"概念，但是它并没有达到最初的目的。试图通过"辩证建构主义"将前概念的人类"体验"与概念上结构化的"情绪方案"相结合的举动，似乎与皮亚杰以及更早的康德的想法一样面临批判。不论如何，PET的实践与其哲学背景是相当独立的。

第八章

存在主义疗法

存在主义疗法[1]的基础并不是理论，而是对于何为"存在于世"的哲学理解。这一哲学理解来自现象学和实存哲学传统的哲学家们，尤其是埃德蒙德·胡塞尔（Edmund Husserl）和他的学生马丁·海德格尔（Martin Heidegger），及其他稍晚一些的思想家如让-保罗·萨特（Jean-Paul Sartre）和莫里斯·梅洛-庞蒂（Maurice Merleau-Ponty）。然而，要简要阐明存在主义和现象学的核心思想是什么并不是一件容易的事情。之所以不容易的理由很多，首先胡塞尔和海德格尔的思想是公认的晦涩难懂。正如哲学家迈克尔·英伍德（1997）所言，海德格尔是"（除了维特根斯坦）20世纪最伟大的哲学家"，但也有相反的观点认为"他是（除了黑格尔）被冠以'哲学家'称号的最伟大的江湖术士，一位赋予冗长辞藻以深奥含义的大师"。另外一个困难是，两位思想家的思想都在其人生中经历了重大转变。胡塞尔的"现象学"经历了不同的阶段，其中一些阶段更具笛卡尔的特点。海德格尔深受胡塞尔的影响，但与其导师的观点又相去甚远。他自己的观点也并不是完整

---

[1] Existential一词在国内有存在主义和实存主义两种翻译。国内以孙周兴为代表的现象学领域更偏好实存主义这一翻译，考虑到存在主义一词已被大众普遍接受，为减少歧义，在此采用存在主义的翻译。需要特别注意的是，此处的存在主义（Existential）与人本主义的（Humanism）哲学思想有所区别。——译者注

的，而是分为"早期海德格尔观"与"晚期海德格尔观"。此外，虽然"存在主义"借萨特的著作被广泛知晓，萨特也是海德格尔的学生之一，但是海德格尔明确拒绝所谓"自己对萨特思想有所贡献"的说法。

还存在一个困难，虽然胡塞尔毋庸置疑是现象学传统的开创者，但胡塞尔所谓的"现象学"概念与当代心理学和社会科学中的概念是不同的（Jennings，1986；Jennings & Lucca，1989）。胡塞尔的"现象学"更类似于分析哲学中所谓的"概念分析"，即对于事物"本质"的探索（例如，在心理学领域中，对于感觉、直觉、信念、记忆在本质上是什么的探索）。分析哲学通过考虑相关语词的含义探索"本质"，但都不包括诸如在当代定量研究中进行实证检验的方法。现象学概念作为一个实证心理学的分支，并不源于胡塞尔，而是源于他的学生，精神病学家和哲学家卡尔·雅思贝尔斯（Karl Jaspers）。

因此，存在主义疗法的哲学背景是高度复杂的，也是充满矛盾的。哲学中这样的情况司空见惯，但的确为寻找存在主义疗法的基础带来了困难。鉴于存在主义哲学思想的多元性，"存在主义治疗师们"各自的工作根植于不同的哲学思想也就不足为奇了。米克·库博（Mick Cooper）在著作《存在主义疗法》（*Existential Therapies*，2003）中陈述了这种多元性，他讨论了"此在分析（daseinsanalysis）""意义疗法（logotherapy）"、由美国的罗洛梅、欧文亚隆等人发展起来的存在—人本主义方法、英国R.D.莱恩的方法，以及最近源于埃内斯托·斯皮内利（Ernesto Spinelli）的英国存在分析学派。

在众多的存在主义方法中，由路德维希·宾斯万格（Ludwig Binswanger）和梅达特·鲍斯（Medard Boss）发展出的"此在分析"几乎完全来自海德格尔晚期的思想，且"非常强调帮来访者打开他们的世界"（Cooper，2003，p.35）——心理障碍被认为是与来访者世界长期的封闭（closedness）有关。此在分析反对将个体理解为一个"与世界无关的（world-less）、孤立的心灵"，即反对使用诸如"内在心灵部分（intrapsychic parts）"和"心灵内部动力（intrapsychic dynamics）"等术语的治疗方法（Cooper, 2003）。海德格尔和维特根斯坦都认为，用"心灵"和"身体"，或者"心""身"这样的术语来思考是有误导性的。海德格尔写道："'心身疾病'这个术语致力于整合两个并不存在的东西"（Heidegger, 2001）。

与此处分析强调海德格尔"在世之在"的观点相反，美国的存在—人本主义方法与萨特的哲学有更多相似之处，更强调个体投身于其中的真实性（Cooper, 2003）。存在—人本主义治疗师"倾向于向内看，关注个体对于自己主观体验很真实的挣扎"，他们"更倾向于存在主义哲学中强调个体性的部分，即强调人类有独立的需要，并鼓励其面对存在的焦虑"。

存在主义疗法的三个原则

埃内斯托·斯皮内利（Ernesto Spinelli, 2007）从存在主义疗法中广泛存在的观点和态度中列出了"三个定义性的原则"，分别是关系性（彼此关联）、存在的不确定性和存在性焦虑。"关系性"原则指我们无法"孤立地理解（包括自己在内的）人类，而只能通过彼此关联的情境进行理解"。这一（海德格尔式的）存在主义疗法原则的重要性在于，它不允许治疗师把注意力孤立地放在来访者身上，而是应该把注意力放在来访者与他人的关系（包括治疗师），以及与一般意义上的世界的关系上。这意味着存在主义疗法与人本主义治疗不同，它并不是从"主观体验"或"个体性"展开的。简而言之，它并不基于通常的笛卡尔式假设："这一根本上关系性的假设挑战了在西方占主导的分离、孤立的倾向，这种主流倾向的结果是彼此区分独立的'主观'和'客观'间的'分裂'"。

第二个原则是"存在的不确定性"。这个原则认为，我们的生活、价值及世界观总是充满了不确定性。这并不是说不存在确定，事实上，存在主义思想者常常讨论唯一的"绝对确定性"——死亡。但是，"每个人对于这个确定性的生活体验是向多种可能性敞开的，因此也就保留了不确定性"(p.21)。

第三个原则"存在性焦虑"源于前面两个原则。"'被给予(given)'的不确定性激发了存在性焦虑"。我们的世界观受到不确定性的威胁，并且这种"存在性的焦虑必然渗透于所有关系性的反思体验"。为了降低焦虑，我们发展并持有对自己而言变得固定的意义与真相，"这些僵化的、不灵活的立场体现为一般意义上心神不安的症状，通常表现为诸如强迫行为、恐惧症和成瘾障碍"。

斯皮内利继续讨论了我们与世界的根本性参与，称之为"俗世性(worlding)"。正是面临的不确定性和焦虑，让我们产生了一个"世界观"，其中包含着有关俗世性的有意义的结构。然而，这种特定的结构不可避免地造成了不一致和歪曲，因为没有一个世界观足以表达完整的俗世性。心理困扰被看作这种倾向性立场越来越僵化和"沉积"的表征，这似乎来自海德格尔此在(人类)于"日常"中丧失其自身的观点。因此，治疗任务是鼓励去沉积化(de-sedimentation)——当然，不是所有的沉积都可以被去除，而且这本身是难以达到的：

> 对于每个人而言，在意义与无意义间寻找一种可承受的路径是必要的。世界观就是路径，尽管世界观是对于俗世性的一种结构化反思。也正因为它是一种结构，它的反思只能是不完全的、妥协性的。同样，因为它是一种结构，世界观的维持必然要求一定程度上的沉积和隔离，这样才可以经受住来自俗世性持续破坏所带来的影响。

换言之，我认为斯皮内利的观点是：为了在世界中找到自己的方式，我们发展出概念性的观点，不过在"发展概念性观点"与"对于世界生活化的回应"之间需要一种平衡。这些生活化的回应所涉及的内容往往会超过世界观的规定——有时世界观包含了对于自身回应的重大歪曲。用存在主义的说法，这就是"非真实性"所涉及的内容："来访者呈现出的问题来自并表现为来访者当下所持有的世界观对于其俗世性生活体验的歪曲和不充分反应"（p.65）。我认为这里提到的观点与我在前文中的提议近似，即心理治疗在本质上关注帮助来访者找到一种在"回应"和"观点"间的平衡，用斯皮内利的话来说就是"俗世性"和"世界观"间的平衡。

从本书的视角出发，存在主义治疗师的哲学背景只要还保留笛卡尔的倾向，那就是值得怀疑的。就目前的情况来看，存在主义取向的治疗还是趋向于"来访者的主观性体验"，因此有待于接受我在之前章节中提出的批判（尤其第五章）。不过，存在主义疗法更倾向于海德格尔强调的"在世之在"，强调对世界的敞开，而不是对"主观体验"的敞开，因此存在主义疗法是经得起批判的。海德格尔和萨特一样，也的确强调个人选择的重要性，并认为在人类生活中存在一种根本性的普遍非本真性，也就是说我们倾向于生活在为自身文化所接受的模式中，而不是寻找自己独特的、富有创造性的道路。他提到了"常人（they-self）"，也就是任何他人的所作所为。在他看来，大多数人类或者说"此在"都迷失在"日常生活"中。但是，他的解决方式并不是让人们从公众世界抽离，进入个体的"内在体验"。相反，是要对个体所根植的特定文化进行反思，并寻找一种创造性的方式来深化这种文化的可能性：

> 海德格尔所描述的"常人"具有双面性。一方面，我们在"常人"之中，这首先为我们向世界的敞开提供了条件，提供了作为人类所需的可能性。在此基础上，此在才有可能进行自我理解，其行为才能被"常人"解读。另一方面，这种参与公众形式的生活方式也具有危害性。它威胁着所有层面的选择，让它们都降低到大众接受的、自洽的水平上；它把"选择的可能限制在了一个熟悉的、可及的、可接受的、被认为是恰当和合适的范围"。

海德格尔的观点与流行的萨特派存在主义不同，他不认为个体是唯一存在于世的、与社会对立的"英雄"；他认为人类的本质或"此在"与生俱来就是社会性的，虽然有可能在纯社会中迷失自己。

这一视角是有价值的。有趣的是，海德格尔自己也认为他的哲学对于心理治疗而言是有价值的。他与哲学家及精神病学家卡尔·雅斯贝尔斯（Karl Jaspers）展开了长期讨论，并在生命的最后时光花费了大量时间向精神病学家们解释其哲学。1959—1969年的这些研讨会有英文翻译版本的记录以供参考（Heidegger，2001）。

存在主义疗法的实践

我认为将海德格尔的思想作为治疗背景来使用而产生的一个合理怀疑是，其晦涩难懂的哲学是否真的给治疗带来了一些非此不可的东西。例如在治疗语境中，海德格尔关于本真性的观点实际上只需要用"自我欺骗"这一日常语言来简单说明就可以了。这里涉及的情境与在第六章中讨论的内容类似，个体可以用弗洛伊德的方式来描述自我欺骗，但是这样的描述并没有增加任何新的理解。

若在更一般的层面上看待存在主义疗法所具有的特征，它在实践层面所增加的内容并不比其他人本主义治疗师多。例如，库珀（2012）汇编的书籍中撰写了有关存在主义疗法的章节，标题叫"以人为本的相关观念"。他认为存在主义与人本主义方法的相同点在于：对来访者独特性的强调；对来访者主观生活体验的理解；对心理困扰作为体验的歪曲和否认的理解；在治疗中更倾向于依靠自发的人性相遇，而不是技术的使用；强调接受和确证来访者的重要性（Cooper，2012，p.158）。

另一方面，对比两者的不同，他认为存在主义的方法：

（1）更多关注对于选择有意识地深思熟虑，较少关注来访者固有的、想要寻求正确答案的倾向（这意味着治疗师更具引导性的角色）。关于"对于选择有意识地深思熟虑"，我不确定两者是否真的存在区别；不过它们在引导来访者朝向"正确的答案"这一点上的确存在显著差别——如果这正是存在主义治疗师所做的。我在下文会回到这个主题。

（2）反对所有"歪曲和否认"都来自内置的价值条件，因此挑战和面质也与无条件的积极肯定一样是必要的，这一点我已经在第四章中讨论过了。后期人本主义疗法中的"挑战和面质"常常包括在"治疗师的一致性"概念下，即有价值的疗愈性回应，这可以看作试图使来访者接触现实事物，或至少接触治疗师所认知的现实。这在原则上与认知治疗师"挑战非理性思维"或暴露于现实情境的行为主义方法没有太大差异。

（3）认为"局限、挣扎、痛苦的感受都是固有的人类状态（因此治疗更多的是帮助来访者与他们的困扰达成和解，而不是摆脱困扰）"。这一点适用于帮助来访者看到事物实际情况是什么。

（4）对于来访者议题背后的"真实"有独特的观点。这毋庸置疑是正确的，但人本主义治疗也有对此的看法，也就是"不一致性"。我认为，更普遍而言，任意治疗方法对于治疗性议题都有其特定的观点解释。这些治疗性的议题与法律、社保、经济等议题相距甚远。

（5）更少关注人类存在中个体性的一面，对于人类是否天然趋向社会更多地保持怀疑。这一观点与早期人本主义治疗的关系是显而易见的，但与后期理论家的观点就不同了。很重要的一点是，与许多人本主义治疗师不同，存在主义治疗师不会仅仅关注来访者如何看待其情境，而会同时从来访者的角度来考虑其他人会如何看待其情境。这是本质上的不同。

总体而言，在我看来存在主义疗法的实践与人本主义治疗的实践并没有显著的差别。例如，斯皮内利（2007）列举了存在主义疗法的以下实践：聚焦于对他人的倾听、尊重来访者的世界观、对于来访者陈述中的所有期待和假设都保持悬置、接纳、好奇心、一定程度的面质和对"沉积态度"的探讨。诸如悬置、"沉积"这些术语是存在主义疗法特有的，有时这些术语有助于在我们习以为常的实践中增加对更新鲜的可能性的注意。但是，找到其与人本主义疗法实践的显著差别却很难——在很大程度上可以用常识性的术语来理解，正如第四章中所讨论的那样。

理论及其危险

与存在主义疗法有关的一个主要顾虑也许在于，存在主义治疗师们对于人类生活的深层理解是以存在主义和现象学哲学为基础的。这一顾虑包含了两个不同的要素：其一是对于存在主义或现象学哲学（或其他变体）确证性的顾虑；其二是对于以特定的哲学系统为基础的任意治疗的一般性顾虑，因为这涉及关于治疗师—来访者关系的观点。治疗师具有来访者所没有的、关于世界本质的渊博知识，因此治疗包含类似于教育的部分。当然，对于那些偏好有更多引导性治疗形式的人而言，这不构成问题。但至少对于某些存在主义治疗师而言，就像斯皮内利（2007，p.74）认为的"试图引导改变的做法在整体上既有损、也有悖于存在主义疗法"。

关于第一点顾虑，即存在主义哲学的确证性，一些资深哲学家将海德格尔的哲学看作"空洞冗长的辞藻堆砌"。不熟悉哲学的读者需要留意，这是对于海德格尔的一个常见看法，不只体现在"精神分析哲学"中。斯皮内利对于自己的"俗世性"概念也有类似担心，他尝试描述和沟通"关系性"这一存在主义原则，这样的尝试：

> 产生了并将继续产生各种形式的混淆。如果大力鼓励描述性的叙事，以及一定数量上不成熟的、"深奥而无意义"的、像大师般的表达和叙述，会导致理解上的困难。我倾向使用的"俗世性"这一术语（及其有关的世界观）是否也会变成引起困难的一个例子，还有待讨论。

另外，围绕"空洞的辞藻堆砌"这一问题，还涉及基于特定哲学范式下的方法是否会让治疗师充当教导者、甚至是大师般的角色。正如哲学家查尔斯·吉尼翁（Charles Guignon）认为的，越来越多的来访者带着诸如"我将如何过这一生"这样的问题来寻求治疗，这类问题触及了"什么样的人生是值得过的"这一主题。类似的困扰自然地把治疗师带向一个教导的角色，指导来访者过一个有意义的人生。库珀（2003，p.149）注意到存在主义治疗师艾米·德意珍（Emmy van Deuzen）倾向于将存在主义疗法看作"生活艺术的指导"，引用另一个存在主义治疗师对于其个案研究的评论"治疗师看起来的确令人意外地焦虑于要指导来访者做点什么"，而来访者的说法是她"感到有一个意识形态正向我传递"。简言之，在存在主义疗法中似乎存在着一种明确的压力，治疗师对于来访者而言要成为某种"大师"。

与此有关的一点是斯皮内利提出的在存在主义疗法中"不同水平的改变"（pp.72-75）。存在主义治疗师最终关注的是那些"对个体以往采纳的存在方式带来变革性挑战"的改变。然而，对于许多来访者而言，比起想要的、期望的、有能力带来的及令人满意的生活，日常意义上的改变

> 已经足够有成效了。这一结论对于存在主义疗法而言也许尤其难以接受，因为这一水平的改变只处理了关系性核心中一个微

小的、有可能是歪曲的形式。

因此，如果存在主义治疗师试图在来访者身上寻找一种促进深层的、变革性改变的治疗议程，而来访者的困扰只需要较少的干预，那么这就是危险的（斯皮内利意识到了这一点，并引用了佛陀的话："如果你为了神圣的生活而鄙视俗世生活，那么你就依然还浮沉在幻象之海中"）。

对存在主义疗法的普遍反对意见围绕着这样一种危险，即治疗师被看作具备特定知识的"大师"，其知识主要是基于存在主义或现象学对人类关系的理解，即斯皮内利（p.74）所谓降低沉积对当下影响的"终极目标"。存在主义治疗师"借助对自己生活的结构化审视，有可能比来访者更接近这一终极目标"（同上）。斯皮内利把这种治疗师个人层面的探索水平称为"第三水平"条件，

> 他们将会留意到，任何试图促发或引入第三水平改变的努力可能会带来不可预测的危险结果。此外，这种试图引导改变的做法在整体上既有损、也有悖于存在主义疗法。相反，治疗师对于人际间关系的关注及在治疗关系中的立场和态度，才是存在主义现象学假设在生活中的生动体现。

这一条件是否真的能达到其预期目的，还不好说。

我无法进一步展开的最后一点是，存在主义疗法显然基于一个哲学系统（就像其他治疗方法内隐地基于笛卡尔主义一样），而本书采纳的维特根斯坦的哲学方法却不涉及任何一个系统。海德格尔想要用以"过程"和"互动"为核心的观点来代替当代将世界看作是孤立"客体"的观点，他将这看作走出当代世界观困境的路径（类似的做法也出现在维特海德的"过程哲学"，以及简德林的"过程模式"中）。但是，在维特根斯坦看来，当前的困境根植于

误导性的哲学图景，尤其是那些出自笛卡尔主义的图景。他的目标不是用另一个哲学系统来代替笛卡尔式的系统，而仅仅是暴露它的不连贯性。这样一来，我们看待事物的日常方式将不再被它歪曲。

小结

存在主义疗法的实践与人本主义治疗非常接近，因此也可以用讨论后者时的常识性方法来理解。正是存在主义方法背后的哲学使其独具特色，这一哲学毫无疑问将吸引某些来访者。但是，存在主义哲学本身并不是一个统一的系统，它包含了众多不同的观点。其中一些观点带有笛卡尔式倾向，因此本书对于笛卡尔主义的批判也同样适用于这些观点。另外一些（尤其是）源于海德格尔的观点在根本上是非笛卡尔主义的，因而对心理治疗是有价值的。另一方面，海德格尔的哲学是出了名的晦涩难懂，在哲学领域中也分为两派，一派认为这种晦涩难懂是由于其观点的深度和新颖，另一派认为这只不过是"空洞的辞藻堆砌"。我们用这一哲学来理解治疗的危险在于，它可能鼓励了一种使用深奥语言和"深层洞见"的文化，其结果要不就是一派胡言，要不就是用晦涩的表达来陈述那些原本可以用简单易懂的常识表达的内容。哲学看起来高深的"外表"也可能会诱导治疗师充当大师一般的角色，这在心理治疗中是不合适的。

第九章

神 经 科 学

近些年来，心理治疗中发展出了一种强调"情感调节"或情绪反应条件重要性的治疗方法。对情感条件重要性的强调似乎遍布了所有主要的治疗流派，而艾伦·肖（Allan Schore）对这个主题进行了大范围的讨论，他提出"所有的心理治疗，包括心理动力、认知行为、过程体验、人际互动……在提倡情感调节这一点上都是一致的"（Schore，2003，p.37）。

在心理动力治疗中，自由联想的过程就是鼓励表达有问题的情绪，不过需要在解释的努力和找到合适的情绪表达方法间达成一种平衡。正如科佐利诺（2002，p.51）在一本关于神经科学心理治疗的著作中写道（也见Schore，2003，p.202）：

> 在心理动力学派的治疗形式中，情绪表达受到鼓励，想法得到探索，意识得到扩展。感受、想法和行为在修通的过程中被反复并置、结合、再整合。从神经科学的视角来看，心理动力治疗的技术聚焦于在支持性的关系背景中通过揭示潜意识内容来释放情绪，其总体目标是将情绪与意识理解结合起来。

在人本主义疗法中，罗杰斯提出的接纳及在积极倾听和反馈的氛围中共情和真诚一致,既鼓励了有问题情绪的表达,又提供了安全的环境,使得情绪先被理解,再被组织,最后与来访者的态度和信念相整合:

> 在罗杰斯流派的治疗中,来访者的大脑发生了什么变化呢?在与另一个共情的他人对自我的促进中,来访者可以尽可能地体验到最大范围的情绪。罗杰斯对来访者所说内容的支持性复述和澄清,可以使与该情绪关联的大脑皮质功能得到完善。认知和情绪的同时激活、视角的增加、由关系提供的情绪调节,都可以为神经元的改变提供一个最佳的环境。通过非引导性的方法,人本主义方法为来访者自发的自我反馈功能提供了必要的执行网络。

对于理解情感协调如何促进有效的治疗而言,行为主义疗法是一个典型的例子。系统脱敏疗法的程序设计就是为了一步一步循序渐进地把诸如恐惧这样的情绪降低到可控制的水平,也就是“恐惧调节”的过程。

科佐利诺(2002,p.55)写道:

> 暴露和反应预防意味着使来访者面临恐惧的刺激(例如,环境中的细菌),而不允许来访者逃回“安全房间”里。暴露通常是系统性的、逐级进行的,并与放松训练配合,以降低情绪唤起的水平。

在心理动力疗法和人本主义疗法的例子中,调节涉及两个要素。首先是要有敏感的、支持性的治疗师在场,确保来访者足够唤起最大范围的情绪,又不致太难以承受;其次是来访者在理智层面理解其恐惧的对象实际上是不危险的。

认知方法常常与行为过程一起进行。例如,治疗的认知部分可能涉及教导焦虑的来访者有关焦虑的生理症状，诸如心律加速、呼吸急促、手心出汗。
病人被告知其令人窒息的感受是自主症状的次级反应，不用过于
紧张……心理教育、暴露和反应预防一起促进大脑皮层的处理过
程……这一过程把皮层加工过程（想法）与暴露的结果（情绪）结
合起来，使得恐惧的脑回路与皮质层的脑回路进行整合，从而允许
抑制、习惯化以及意识层面增加控制（Cozolino，2002，p.55）。

在过去几十年间，有关知觉、反应、记忆等神经生理条件的相关知识得
到了巨大发展；同时，"当体验到感受或情绪唤起时神经系统层面发生了什
么"的知识也同样飞速发展。更重要的是，有关"情感调节时神经系统层面
发生了什么"的知识也在持续发展。简单地说，在理性思考过程中大脑皮层
的加工过程就被激活了，尤其是左半脑的加工；而当情绪唤起时，就涉及如
杏仁核这样的边缘系统的激活。因此，在情绪唤起的调节中，个体受到左半
脑皮质加工过程与边缘系统两者的强烈影响。进一步的重要发现表明，婴儿
的左半脑发育要比右半脑慢，因此在出生的头一两年婴儿不具备用"观点"
进行"反应"调节的能力，这种调节需要由婴儿的母亲或其他养育者来提供。
逐渐地，通过母婴互动（并通过养育者的左半脑与婴儿的右半脑的互动，以
及婴儿左半脑皮质层的缓慢发展），婴儿开始能够调节自己的情绪唤起——
用科胡特（1971）的话来说，他们开始具有自我安抚的能力。这一发展达到
何种水平，在很大程度上取决于母婴互动的质量。不过婴儿具有极大的复原
力，能够适应一定程度上母亲参与的"不足"。就像温尼科特所说，所需要的
只是"差不多（good-enough）"的母亲就行。

依恋困难有可能导致幼儿无法发展出足够的情绪调节能力，而这种能力
不足被假定为幼儿大脑中脑回路的异常。然而，近来神经科学的一个有趣发
现是，大脑脑回路具有极大的可塑性，因此原则上存在着对脑回路进行"再

塑造"的可能性。肖（2003）认为，就像最初脑回路发生在与母亲的反馈性互动中一样，脑回路的再塑造也可能通过治疗过程中治疗师与来访者间一来一往的互动发生。在这一过程中，来访者的情绪反应变得更剧烈，也更加能够与其从社会中吸收而来的、对于情境的观点整合。

在我看来，对治疗进行神经生理学背景的解释有可能是片面的，因为它在很大程度上侧重于对右半脑活动进行调节。这是可以理解的，毕竟婴儿的左半脑发育得更慢，因此右半脑就更需要来自养育者的调节。但是，正如我将在第十一章中讨论的，调节过度与调节不足一样都会导致心理困扰。在过度调节的情况中，幼儿失去了与其自发反应的接触，开始生活在规则的世界中——用罗杰斯的术语就是生活在价值条件中。这种不平衡在当代文化中更为普遍，当代文化更强调理性思维、目标这类更为"左半脑"的态度。精神病学家和神经科学家伊恩·麦吉尔克里斯特（Iain McGilchrist，2009）强有力地提出了一个观点，即文化中的"左半脑"主导了当代的困扰议题，于是与情绪调节不足的有关困扰在当下更为常见。我的印象是，相比那些在调节反应方面存在困难的来访者而言，治疗师遇见更多的是想要"寻找自己情绪"的来访者。

把人和大脑关联起来

在以上关于心理治疗过程中神经生理观点的简要介绍中，我们可以看到其误导性。人们可以建议说，心理困扰最终只是大脑功能失调的原因，而心理治疗也只与大脑脑回路有关。这里的核心议题是人类的困扰与大脑过程间关系的本质，这一议题在心理治疗形成之初就存在。1895年，弗洛伊德雄心勃勃地试图"解决大脑运作和心理功能的直接联系"（Schore，2003）。但他对于自己的工作并不满意，直到他去世之后，这部分的工作才以"一个科学心理学的项目（Project for a Scientific Psychology）"为题发表（Freud，1895）。

弗洛伊德在这篇文章中混淆了心理学和生理学的概念，并在之后自己批判了这一混淆。在1913的文章中，他写道：

> 我们发现精神分析工作有必要远离有关生物学的考虑，拒绝对它们进行探索，这样我们才不会在面对精神分析性事实进行公正判断时受误导。但是在我们完成了精神分析工作之后，我们应该寻找问题与生物学的接触。

肖想知道现在是不是精神分析与神经科学重归于好的时机，并认为右半脑是"弗洛伊德动力性潜意识在神经科学层面的基础"。他写道（2003，p.251）：

> 精神分析和神经科学的一个共同基础，是对于情绪过程中右半脑所具有的结构和功能间的关系给出具体表述，也就是沃恩斯坦（1997）所谓的"右半心灵"……我认为弗洛伊德的情绪理论描述了一个结构性的系统，该系统与"潜意识承载情绪初级过程"的认知有关，受到快乐原则的调节，这是由右半脑组织的。

但是，"左右半脑是意识和潜意识心灵的神经科学层面基础"这一观点存在很多问题。这些问题无关"心理和生理过程的关联"的细节，而是把生理过程投射于"心理过程"时面临的根本性概念困难。正如第四章和第五章中讨论过的，情绪不能等同于"心理过程"。一个人是否感到自豪，不仅和他如何反应有关，还与他所处的情境有关，这不是一个纯粹的"内在"事件。类似的观点也可以用于动机、意图、信念、记忆、感觉、知觉以及其他包含在"心理事件（或状态，或过程）"中的例子。我们试图把所有这些"东西"都思考成"内在事件"，但是这样的思考会掩盖这些词语间的巨大不同。第四章中提到过，维特根斯坦认为"我很痛"这样的表述不是在报告一个内在事件，而是在表达本可以用非语言的哭泣行为表达的内容，而"他很痛苦"通常是一种关切的表达。每一个表述不同"心理事件"的语词都有其使用情境，但是没有任何一个指涉笛卡尔式的"内在过程"。

在《神经科学的哲学基础》（*Philosophical Foundations of Neuroscience*，2003）一书中，哲学家彼得·哈克（Peter Hacker）与神经生理学家马克思·本尼特（Max Bennett）开始涉及一些与之相关的细节。他们认为，在方法学上，使用"心理事件"这样的语词会产生一些混淆，把对这些语词的思考看作对头脑中加工过程的命名。他们还特别关注到了另一种混淆，即把心理过程与大脑过程等同会把神经科学引向歧途。比如，神经科学家达马西奥就认为是大脑在做决定。他们的著作在一定程度上是有用的，可以作为参考书了解自己实际上是如何使用诸如"情绪""意图""信念"等词汇的。同时也提供了一个总体概览，认为如果神经科学家忽视了这些词汇的意义将会引起混淆。更多与神经科学议题有关的细节讨论可以参考《认知神经科学的历史》（*History of Cognitive Neuroscience*，Bennett & Hacker，2012）。

我们从笛卡尔那里继承的、把"心理"作为"内在现实"的图景在根本上是误导性的，而把大脑作为"心理的基础"也属于这个误导性图景的范畴。但是，"诸如自豪的感受（或回忆昨晚的事件、想要度假、想要购物、回想起童年的家）和这些情境关联的神经系统中发生了什么及两者之间的关系到底是什么"这个问题还悬而未决。我认为，答案是大脑中的神经加工过程让我们能够具有情绪、想法、欲望、意图、想象等在生理层面上的必要条件。神经生理学的研究告诉我们的事实是，如果要过正常的生活，大脑中就需要有这些过程。如果大脑中的特定区域受到损伤，我们将遇到特定的人格障碍，这在一定程度上确实如此。如果特定脑区受到损伤，个体会失去语言能力或记忆受损——虽然这种说法需要进一步澄清，我将在稍后讨论。大脑前额叶皮层的损伤会损害个体问题解决的能力：

　　前额叶损伤的个体将会受困于特定的思维方式，或者在区分环境要求（具体思维）方面出现困难。他们在调节社交互动方面有困难，例如在与人对话时仅考虑倾听对话的对象的情况，而不提及那些倾听者无法意识的情景。他们在回忆过去行为带来的影响方面也有困难，因此会重复使用相同的、失败的方法来解决问题（持续重复的行为）。

科佐利诺（Cozolino）继续写道：

　　因为这些问题是前额叶受损的缘故，所以一般假定这些能力的丧失也源于前额叶区域的损伤。但真实情况并不一定是这样，虽然一些特定的功能，诸如时间和顺序组织功能的确是在前额叶区域进行，但像问题解决、创造力、想象力等能力则产生自整个大脑神经网络的全面组织和整合。前额叶功能不能单独解释高水平的人类功能，但如果前额叶皮质单独为诸如想象、共情、精神化过程提供条件，那么这些能力和功能又将如何产生呢？我们还不得而知。

　　这里把我们逐渐从"每一种能力都在大脑中有相关的特定脑区作为'基质'"这一描述中拉出来。它就像颅相学的现代版本，而不是神经科学想告诉我们的内容。不过上述引文的最后两句话建议，神经科学将会告诉我们诸如想象、共情感受等肖称之为潜意识心灵的"基质"是什么，一切只是时间问题。这个有关"基质"的图景认为，无论何时当我们想象某物或共情他人时，与之相应的加工过程就会在大脑中进行。但是，科佐利诺所指的并不是想象或共情，而是进行想象或共情的能力。他认为这些能力涉及大脑和整个神经系统特有的功能，是依赖于大脑功能的：如果一个人大脑的布洛卡区受损，他就失去了语言能力，但这并不是说当这部分大脑正常发挥功能时个体一定在说话。大脑系统特有的功能是说话的必要条件，但不是充分条件。类似地，如果杏仁核受损，个体可能无法回忆上周发生的情绪片段，但回忆这些片段并不能充分说明杏仁核功能是正常的；个体还必须对当下的片段有所质疑。同样，正如我之前提到的，感到恐惧并不能充分说明个体在其身体中具有特定的感觉。在某种程度上，这指的是危险的情境——危险的简单情境或更为复杂的情境，例如逃离那个看起来很危险的事物，或者对于危险的想法感到不适，等等。不存在构成恐惧的"内在感受"，同样也就不存在构成恐惧"内在感受"的生理基质。尽管如此，就像人类的其他感受一样，"害怕"的出现是需要条件的，包括正常的杏仁核功能——如果杏仁核受损，个体即使陷入危险也不会感到害怕。

神经科学能够告诉我们与正常功能的生理条件有关的有趣内容，也会告诉我们何种生理条件将介入何种功能。但是它无法告诉我们恐惧、想象或潜意识的嫉妒的本质是什么。这些概念并不源自生理学，而是源于人类生活的日常情境。尽管弗洛伊德似乎渴望给心理困扰一个生理学的解释，但他使自己"远离这类考虑"的做法也许是明智的。当前神经科学的发展正在重新关注弗洛伊德认为要保持距离的议题。我并不是在说当前的治疗要与神经科学保持距离，但是将神经科学看作人类常识概念及其正常功能和困扰的进一步发展甚至是替代，是误导性的图景。神经科学无法做到这一点，但它可以帮助我们了解介入正常功能的神经条件。

在一定情境下，基于这样的了解，我们可以认为药理学的干预是有治疗作用的。科佐利诺（2002）写道：

> 前额皮质的神经递质（例如5-羟色胺、多巴胺、去甲肾上腺素）可以通过积极体验和社交活动被激发。患有焦虑和抑郁障碍的病人在这两个方面的活动都是有限的或缺乏的，这会进一步导致

神经递质的活性降低。而这种负循环难以仅仅通过心理治疗来打破，正确的药物服用可以激活更多的神经递质，并减低焦虑和抑郁症状，从而减少对恐惧和负面思维的关注。在这一点上，我建议病人在生活中采取可以激活这些神经网络的活动。这样的话，如果他们选择停药，他们已经建立的行为和人际关系事实上对大脑功能也能起到一样的作用。

有研究显示，大脑左右半球的功能差异可能与抑郁症状有关［对左半脑的磁刺激可以减缓抑郁（同上，p.119）］。研究表明，"眼睛盯着左方（刺激右半脑）会强化改善，眼睛盯着右方则起到相反效果"（同上，p.118）。也有研究认为，强迫症是由于皮质和皮质下神经回路出现问题，使得个体对污染和危险的识别持续激活，陷入死循环。对大脑的扫描研究显示，强迫症状的改善与脑回路结构的激活程度降低有关，而不论病人接受的是心理治疗还是药物治疗，大脑代谢水平的改变是一样的。更激进的观点是，"对于那些对其他形式治疗没有反应的病人，采用以扫描为指导的心理手术，切除与强迫症的脑回路有关的神经联结，可以阻断失控的反馈"（同上，p.309）。

我认为，结合以上这些摘录的研究结果，我们可以对这些理性的建议采取更加质疑的态度。当然，鼓励焦虑或抑郁的病人通过更多地关注积极体验、参与人际互动来"努力改变生活"，并认为他们的大脑功能会变得更正常，而大脑功能的改变又会打破"负面循环"，这样的建议是合理的，但是这里提到的大脑功能只是附带的，而不是必要的。

有关药物和"心理手术"的问题就完全不同了，我将在第十章讨论。认为药物可以作为对个人困扰的修复方法，就好像认为胰岛素可以修复糖尿病一样是误导性的。在糖尿病的例子中，药物代替了人体缺乏的要素，但并没有证据显示，焦虑和抑郁仅仅是由于神经递质水平异常。即使药物的确在一定程度上缓解了"症状"，那也不是因其代替了某种人体缺乏的成分，就如同认为阿司匹林可以缓解头痛，那么头痛就一定和体内阿司匹林不足有关一样。

科佐利诺认为，"心理手术"（一个启发性的术语！）可作为强迫症病人脑部问题的合适治疗方法的建议也一样，很难找到证据证明这一方法能改善脑部问题，也不能说属于"强迫症障碍谱系"的病人一定共享着同样的神经生理特征（McNally，2001，pp.177-178），我会在下一章中进一步讨论。大脑手术在一定程度上和药物一样，有可能在减缓某些个人困扰方面起到作用，但是这种可能性似乎还很遥远。我认为，让这一可能显得一点也不遥远的原因是我们依然纠结于笛卡尔式的图景，例如将情绪和思维看成与特定大脑状态关联的"心理状态（事件和过程）"。

我已经提过，以这样的方式谈论"心理状态"在根本上是令人迷惑的。但以这样的方式谈论"大脑状态"就较少会面临困难，如果这意味着将大脑中的固定脑区与特定功能相关联，那么面临的一个困难是大脑的神经弹性。虽然神经科学家可以说清视觉对应听觉或者情绪对应思维都各自涉及了哪个脑区，但是大脑地形学说并不是固定的（Doidge，2007）。如果大脑的某个部分被损害了，其功能可以被另一部分代替。与此相关的第二个困难为，"大脑是部分的"这个说法本身就有问题。当然，在解剖学上大脑内部的确存在许多特定的结构，例如前额皮质、海马、杏仁核等，但大脑是由许多错综复杂的神经网络构成的，这些神经网络在生理层面上不管在大脑的哪个部分都是一样的。已有证据显示（Rosen，1991；Pribram，1994，2013），大脑的运作方式更像是视觉图景的全息摄影，而不是照相摄影。在照相摄影中，图纸上的特定区域与特定的物体有关，但是在全息摄影中所有区域与每一个事物都相关联。如果在一定程度上这个说法是真的，那么"大脑的哪个部分与特定的思维或情感有关"这样的问题会是一个很好的提问。

小结

总而言之，认为可以"从大脑的功能不良中找到个人问题的病因"是有问题的。将人们的心灵过程与大脑过程关联起来的这一图景就"心灵"而言存在概念上的混淆，就"大脑"而言存在着实证上的不确定。如果我们能放弃这一图景，同时仍然接受在我们的思考、感受能力上，神经生理结构和功能在一定程度上起着作用，那么我们就不会再认为思想和情感与大脑运作必须存在直接关联。

第二部分

在困境中另辟蹊径

第十章

备受困扰的来访者

人们为什么要寻求治疗呢？治疗师或心理咨询师工作的是什么类型的问题呢？治疗是为了什么呢？你可能会认为——甚至毫无疑问大多数人都会认为——这些问题有着清晰明了的答案，毕竟有那么多专业的心理咨询和治疗机构，还有那么多治疗师需要接受的培训项目，训练他们如何帮助那些带着特定困扰前来寻求帮助的人。但是要说清楚这些"困扰"到底是什么并不容易。

也有人会认为，试图分类治疗师处理的困扰是没有意义的。人们前来寻求治疗不就是简单地因为他们有困扰，因为他们处于某种困境吗？但这样的回应难以令人满意。来访者可能带着任意问题前来接受咨询或治疗，但在首次访谈中，治疗师通常需要弄清楚来访者的问题是否适合治疗。例如，来访者可能有经济困扰，或面临实际的住宿问题，或孩子养育的现实情况，或不确定该如何正确地处理和领导的关系。他们可能更适合就如何解决困扰向相关领域的专家寻求建议，那么治疗师将会把来访者转介给合适的中介机构或顾问。但是，治疗师怎样才能知道什么时候该这么做呢？这似乎取决于该困扰到底是与来访者的情境更相关，还是与来访者如何回应他们的情境更相关。此处并不存在一个明确的分界线，可以参考以下例子。

（1）一位来访者因找不到工作而抑郁。这个困扰的部分原因可能是基于当前的工作机会短缺，因此给来访者一些如何展示自己的建议可能是有帮助的，包括如何撰写简历、如何准备面试等。另一方面，虽然失业是令人苦恼的，但并不是每一个失业的人都会变得非常抑郁，尤其是失业不久。治疗师也许能感觉到除了失业的事实之外，来访者的抑郁还有其他更多的内涵。于是治疗师对来访者说，尽管他不能提供工作机会，也不是在职场上自我展示方面的专家，但是他也许可以在来访者如何处理其面临的困难情境方面提供帮助。

（2）一位临近退休的来访者面临着办公室环境改变（计算机软件更新系统）的适应问题。她觉得自己无法适应新的技术，也不喜欢。为了维持责任感，她不得不参加相关的培训。此处处理的关键在于如何帮助她面对现实问题：怎样更好地看待新系统；探索为什么要使用新系统；与那些也经历了相同困难但找到了应对方法的同事进行沟通；寻找熟悉类似计算机系统的可能性；考虑提前退休的可能性。治疗师能在这些可能性方面提供一些建议，但是如果这样做，治疗师也会感到自己并不完全处在治疗的角色中。治疗师同样也可能感觉到还存在着一些"深层"的议题：来访者以一种愤恨、抱怨的方式回应她面对的情境，而不是尽可能地将其看作一种挑战。在这个情境中同时存在着"来访者的反应因素"和"环境因素"。

（3）一个年轻的学生第一次离家，他感到孤独，尤其觉得很难去接触异性。治疗师可能会觉得类似的困扰是成长过程中的正常部分，也可能就如何社交、如何迈出第一步等给予一些建议。但治疗师也能感觉到这位学生的困扰不仅仅是常见的青春期议题——他没有办法利用这些建议，并且他的社交焦虑水平也的确让他寸步难行。

(4) 一位母亲自从孩子离开家后就变得很容易悲伤，她说自己得了"空巢综合征"。与刚刚那位年轻学生的例子一样，治疗师可能觉得这位母亲的悲伤是对于生活近况发生改变的自然反应；她可以反思自己现在拥有哪些可选项，比如与有相同经历的人讨论，尝试那些她之前想做但因为家庭责任而一直没有办法做的事情，等等。治疗师在这里可以承担一个帮助的角色，类似于一位友人或指导者。这样的角色无法与"纯粹的治疗"角色完全区分开，不过治疗师可能也会留意到这位女性的抑郁与一般的悲伤不同。就好像她不仅仅是悲伤，还被自己的悲伤困住了，"抑郁"似乎是一个比"悲伤"更合适的词。

因此，区分"来访者的反应因素"与"环境因素"非常重要。一些来访者真正需要的可能只是帮助改变环境，给予社交或政策性的建议，确保未来尽可能少出现破坏性的情况。显而易见，治疗师不是提供这些社交或政策建议的最佳人选。当来访者面临的环境很困难时，这有可能就是当前他需要的。不过，来访者仍然会在反思"如何更好地对困难做出反应"这一方面得到治疗师的帮助。在上面的例子中，治疗师的角色似乎无法与友人或指导者的角色完全区分。

否认有时治疗师扮演这样的角色是有帮助的，当然也很愚蠢。不过，来访者常常想要不同的东西。他们可能会说类似的话："我知道我需要的只是更多地走出去，见更多的人""我知道我不需要对此如此不适""我知道这对于我这个年纪的人而言是正常的"。尽管他们"知道"，但还是不能以希望的方式去"感受"，或者不能做他们"应该"能做的事情。关键在于，一个友人或指导者可以提供的"日常的帮助"是不够的。当然，正因如此，友人和指导者们会变得不耐烦；也正因如此，我们可以看到一定还存在着比友善的讨论、共情和建议更多的治疗性的部分。

问题是，这个"更多的部分"要达到多大的比例，才能让来访者和治疗师都可以有效地回应。当我们知道自己所关心的这些困扰不能仅仅通过"社交干预"或"日常帮助"得到解决，那么更仔细地探查来访者带到治疗中的困扰是什么类型可能会有帮助。严格意义上，治疗师关注的困扰属于什么类型，是一个基本问题。

精神病学的分类：DSM

就像医学以轻重程度划分生理疾病——从流感到癌症——心理治疗也可以就"心理障碍"的轻重程度进行区分，比如从害怕社交到精神分裂。不过，"心理障碍"或"心理疾病"的概念是极具争议的。一方面，"精神卫生"这一概念深深地根植于社会文化，比如在"精神卫生条款"的一类语境中，许多国家的精神卫生法允许把人们强制收治住院——如果他们的确被认为足够"病重"。与对"心理疾病"的概念（一直在变化）的接受度相关的是对"心理障碍"的分类方案，这在美国精神科医师协会的《心理障碍诊断和统计手册》（*Diagnostic and Statistical Manual of Mental Disorders*，简称 DSM）中可以看到。另一方面，以这样或那样的方式挑战"心理疾病"的文献也在持续增加。在反精神病学运动中，沙茨（Szasz, 1961, 1978）写了《心理疾病的迷思》（*The myth of mental illness*）一文，而更温和的批判观点会认为"心理疾病"在本质上是一种隐喻（Cooper, 2007）。

DSM 的一个问题是，它不能很好地区分心理障碍和心理疾病。第四版的 DSM 中的许多分类都有一个标准，即症状只有在引起个体临床上严重痛苦或社交、职业及其他重要方面的损害时，才被视作障碍。然而，一些极端的痛苦状态可能是对极端情境的自然反应。第四版 DSM 对重度抑郁的诊断分类中有一条关于丧亲情况的排除条目，但有学者对此提出了争议（Horwitz

& Wakefield，2007），他们认为应该有类似重大丧失的其他排除条目，如离婚或失业。不过，不只是有些痛苦的情况被视作障碍，也有些障碍的情况被视作痛苦。在双相障碍中，人们很享受躁狂状态（这很常见），并且犹豫是否有必要服药来抑制"亢奋"和"低落"（Jamison，2011）。类似地，有些患有精神分裂症的人群把其障碍看作是件好事（Cooper，2007）。"障碍"需要与人们喜欢与否进行区分，就像躯体障碍有清晰的区分一样。例如，在南美洲的一些部落中有一种皮肤病叫作品他病（pinta）或慢性螺旋体病（dyschronic spirochaetosis）。这种疾病会让人们的皮肤产生色素沉着及过度角化，但在当地人眼中那是吸引人的——这让疾病非但不令人痛苦，还是当地人结婚的必要前提（Clare，1992）。

另一个问题是，从第三版DSM开始，诊断分类方案就具有纯描述性的特点。分类系统不是基于对心理困扰的任何理解，而只基于同时具有的人类行为特点的理解，并将其看作"功能失调"——至少被精神科医生看作"同时具有"并且"功能失调"。当第三版DSM刚出版时，精神分析师们（Spitzer，1980）是反对这种纯描述性的标准的。在他们看来这是肤浅的心理障碍分类方式，因为它并没有反映潜在的"心理动力性原因"。这一反对被学界无视，因为美国精神科越来越对精神分析采取怀疑的态度。近年来，在那些将"心理障碍"看作源于大脑功能失调的人群中出现了类似的反对DSM（McNally，2011）的声音：他们认为应该基于神经生理信息的角度重新修订DSM。哲学家多米尼克·墨菲（Dominic Murphy，2006）认为，对心理障碍有效的疾病分类（或分类系统）应该基于其所涉及的潜在致病因素。困难在于我们对"潜在致病因素"所知甚少，甚至不确定是否存在这样的因素。麦克纳利（2011）写道：

> 我们似乎陷入了僵局。自第三版DSM开始，我们已经有了一系列非理论的描述性分类系统，即从症状表面的相似性而不是成

因来组织心理病理学。但是，几乎没有心理病理学家会声称现在已经有了足够的、建立有关致病基础疾病分类的病因学和病理生理学知识。

诸如"强迫症谱系障碍"一类的DSM分类有可能面临很多不同种类的难题：

> 根据这一概念，许多看起来无关的症候群也落入了这个谱系。在连续轴的一端是与回避伤害、降低焦虑的行为有关的强迫特质，另一端是与寻求快乐有关的冲动特质。谱系的一端是风险规避轴，另一端是风险趋近轴。强迫特质的一端包括强迫障碍、躯体形式障碍、疑病症和抽动障碍（例如多动秽语综合征）。冲动特质的一端包括拔毛癖、暴露癖和病理性赌博。研究者纳入的其他情况包括进食障碍、孤独症和强迫性购物等。将这些极其不同的综合征绑在一起的是每一种综合征都有的症状，即重复的思维和行为。

麦克纳利继续指出，有些神经科学家认为"障碍"源于大脑回路一定形式的失调，科佐利诺（2002）也认为大脑扫描指导下的神经手术可能是合适的。但是，有关大脑失调的证据是微乎其微的（McNally）。而且，缺乏证据的原因可能是这些不同的综合征几乎没有共同点：

> 仅仅关注行为的形式（其重复的特点）而忽视其功能（其动机），这误导性地暗示人们障碍存在病因学上的共同点，但实际上这样的共同点并不存在。例如，假定强迫洗涤和海洛因成瘾共享了未确定的神经生物异常——仅仅因为前者是重复性的洗涤，后者是重复性的药物注射——并不能为疾病分类提供基础。强迫洗涤

的动机是消除压力而不是愉悦感，服用海洛因的动机至少最初是为了愉悦感，只是在后来成了避免成瘾症状发作。

麦克纳利认为强迫症谱系的概念要求我们把重复行为从其情境中摘除，忽视了其动机基础……仅仅关注神经生物学因素，并不能理解强迫症。我们需要查看推动这些障碍症状的认知和动机基础。

我想指出的是，当用DSM来理解"心理障碍"时，这一纯描述性的方法可能会带来误导。因为鉴于"表面相似性"的特点，它不可避免地会把原本应理解为分开的部分混在一起，而把那些原本应理解为合在一起的部分分开。DSM就像是一个基于书籍的颜色、开本和页数进行归类的图书馆。精神分析学派和那些认为应从神经科学角度来理解心理障碍的学派都提到了以上内容。鉴于缺乏被普遍接受的精神分析理论，也缺乏充分澄清的神经生理学理论，要发展任何超越表面相似性对心理困扰进行分类的方案在目前都是无望的。

常识性分类

然而，这也并不是完全正确的。我们需要基于理解人类行为及其困扰的分类。理论可能提供这种理解，但精神分析的理论并不被广泛接受，而神经科学的理论又未发展完全。不过，还存在一种人类行为的常识性理解，涉及将个体的行为与他们想要什么、如何看待身处的情境相联系。在上面引用的段落中，麦克纳利指出如果要理解强迫症，就需要"探究障碍症状背后的认知和动机基础"，换言之是需要探究来访者如何看待他们的情境以及他们想要什么。海洛因成瘾者想要的是吸食海洛因的快感，并将购买和注射海洛因作为获得这一快感的途径，这并不是一种理论，而是一种理解的框架，我们几乎无法抛弃这种框架对人类进行一般性的理解。当然，这一常识性理解并不能解释为什么人们更想要的是海洛因而不是别的东西，它也并不能给如何摆脱成瘾提供任何建议（第六章中提过，采用认知行为疗法来治疗成瘾比起单独使用行为或认知理论更加符合人们的常识性理解）。

人们想要什么？如何看待所处的情境？认为什么是获得想要的东西的最合适方式？——对于这些问题，存在不同种类的常识性理解。另外，也存在用常识性理解来解释为什么在一定情况下人们不去做那些他们相信为了达到目标必须要做的事情。例如，他们也许对于所处情境的性质（某人把老师的课本带回家了，但这是因为他错把它当作自己的了）或者情境要求（某人的确踩了油门，因为他把它当作了刹车）有误判。或者他们的所为也许可以解释为是出于意外（他的确打破了花瓶，但这是因为地上太湿滑了），或者出于不小心（他打破了花瓶，但他不是故意的）。其他常识性解释还涉及人们的行为和感受与通常预期的行为（他打了她，因为他太累了）或感受（她感到悲伤，因为猫刚去世了）有关。常识拥有广泛而巧妙的资源来解释人们的行为和感受，尽管有时候我们会觉得有些迷失其中。在这些情况下，我们可能会更细致地探索情境的细节，并检查其与我们用以理解自己行为感受的范本是不是平行的或类似的。

我认为人们寻求治疗通常是因为用常识来理解自己或改变行为的努力失败了。他们意识到生活好像哪里出了问题，但是难以说清是什么问题、觉得毫无理由、无法按照自己希望的那样行事，或者以自己不想要的方式在行动和感受。我将列出一些典型的"心理治疗/咨询的议题"来帮助理解：

(1)"我想要戒烟（或我吃得太多了，我对伴侣很生气……）但是我觉得我没有能力做到"；

(2)"我无来由地感到抑郁（焦虑，内疚……）"；

(3)"我就是不擅长和人相处"；

(4)"我感到自己没有价值（不被接受，没有用……）"；

（5）"脑中的声音让我很心烦"；

（6）"我不知道有什么办法可以帮我走出这个困境（可以摆脱这个情境）"；

（7）"我没有办法挥去大脑中关于这个事情的画面"；

（8）"我的伴侣说我'咄咄逼人'，但我不知道他为什么有这种感觉"；

（9）"我尝试伤害自己，这吓到我了（我感到无地自容，想要停止……）"；

（10）"虽然身边有很多可以聊天的人，但我还是感到孤独"；

（11）"我对自己的性取向感到困惑"；

（12）"我对蜘蛛（高处、社交情境）有着非理性的恐惧"；

（13）"我不再关心任何事"；

（14）"我常常被错误的人吸引，但也不知道为什么"；

（15）"我对自己没有信心"；

（16）"这真的太吓人了——外星人正试图控制我的大脑，但是没人相信我"；

（17）"我一直犯同样的错误，我也不知道为什么"；

（18）"我的生活很空洞"；

（19）"我不断地检查所有事物是否如我所愿"；

（20）"我觉得这个世上没有我的位置；我不像其他人那样感到'安定'"；

（21）"我总是拖延"；

（22）"我常常对别人指手画脚"。

A类问题

毫无疑问，存在很多种分类方式，但我认为至少首先存在三大类的困扰。我把以下这些归为第一类问题。

（3）"我就是不擅长和人相处"；

（10）"虽然身边有很多可以聊天的人，但我还是感到孤独"；

（13）"我不再关心任何事"；

（15）"我对自己没有信心"；

（18）"我的生活很空洞"；

（20）"我觉得这个世上没有我的位置；我不像其他人那样感到'安定'"。

这些问题似乎涉及一种广泛的"失去联结感"或"疏离感"。常识性的理解会建议，人们需要的是某种与他人或生活重新建立联结的方式。许多治疗方法（除了那些特别任务导向或精神分析式的疏离外）都可能有所帮助，因为来访者参与治疗就已经是在与人互动了，这是一种与世界联结的方式。在治疗中"与治疗师的关系是最重要的"，也是有关治疗效果研究中最确定的结果（Orlinsky，1994）。我将这一大类的问题称作A类问题［A意味着这类问题是所有（All）心理困扰中都存在的］。

B类问题

现在来看另一组具有共同点的"问题"：

（1）"我想要戒烟（或我吃得太多了，我对伴侣很生气……）但是我觉得我没有能力做到"；

（7）"我没有办法挥去大脑中关于这个事情的画面"；

（9）"我尝试伤害自己，这吓到我了（我感到无地自容，想要停止……）"；

（12）"我对蜘蛛（高处、社交情境）有着非理性的恐惧"；

（19）"我不断地检查所有事物是否如我所愿"；

（21）"我总是拖延"。

　　这类"问题"看起来清晰明了：来访者对在高处或打电话有着非理性的恐惧，想要戒烟，拖延，被强迫或闪回"困住了"……在这些例子中，来访者很清楚他们想要如何，但是"什么东西挡在面前"。当爬高或接电话时，他们控制不住地感到恐惧；发现自己无法不拖延；无来由地朝伴侣发火；强迫性地做事或出现闪回。在所有这些例子中，来访者发现其反应与"认为事情该是什么样子"是不符合的：他们并不真的认为梯子是危险的、接听了电话会发生什么糟糕的后果、抽烟真的那么重要、伴侣真的损害了他们的权利、自己真的需要不停洗手或者需要想着过去发生的灾难。我可以说，这些例子中的根本问题是来访者的行为或对情境的反应无法符合其看法，符合他们对"事情应该如何"的判断。他们想要克服的正是这种不一致，我把这类问题称作B类问题［B特指来访者关心的基本上是与自己的行为（Behavior）有关的问题］。

　　针对这类问题的常识理解有所不同。例如，闪回或幻听等的确发生在个体身上，它们并不完全是受个体控制的。而强迫洗手则不同，个体经常觉得自己没有办法抑制清洗的冲动，不过有些时候可以找到抑制的方法。存在有些特定的治疗形式，可以有助于来访者做出抑制。而无来由地对伴侣发火这一情况又有所不同，除了考虑有什么方法可以抑制情绪失控，个体还可以反思到底是什么让自己如此生气。因此，这个例子可能与另一类问题（C类问题）类似［在C类问题中，个体不清楚（clear）他的感觉是什么或者想要什么］。此外，有必要区分强迫性洗手与强迫性抽烟。强迫性洗手常常是一种回避焦虑的方式，而吸烟则受到刺激的驱动。不过，当进行常识性区分时，我们可能接着想要知道吸烟是否也是一种回避焦虑的方式。一旦开始做这样的区分，就把我们引向进一步的提问，引向解决来访者问题的新的可能性。

C类问题

列表中剩下的问题更少聚焦于特定的反应，我将把它们归于C类问题，C可以被理解为困惑（confusion）、缺乏清晰性（clarity）和缺乏一致性（congruence，用罗杰斯的术语）：

（2）"我无来由地感到抑郁（焦虑，内疚……）"；

（4）"我感到自己没有价值（不被接受，没有用……），尽管其他人认为我很强大也很成功"；

（6）"我不知道有什么办法可以走出这个困境（可以摆脱这个情境）"；

（8）"我的伴侣说我'咄咄逼人'，但我不知道他为什么有这种感觉"；

（11）"我对自己的性取向感到困惑"；

（14）"我常常被错误的人吸引"，但也不知道为什么；

（17）"我一直犯同样的错误，我也不知道为什么"。

这些例子中（2、4、8、14），来访者的反应是没有帮助的，也不清楚他们为什么以这样的方式反应；在另一些例子中（6、11），他们更多的是不清楚应该如何反应，或者真正想要如何反应。这两类情况并没有明确的区分，因为"不知道如何回应是好"与"以不清晰的方式回应"是重合的，所有例子都有一个主题，即缺乏清晰性。例子（22）"我常常对别人指手画脚"，如果其结尾是"……但是我不知道为什么会这样"，那么它也属于C类问题；如果结尾是"……我能准确地指出他们哪里不对，同时也停不下来"，那么它就可能属于B类问题。

在C类问题中，我们也可以做一些常识性区分。那些不知道自己要什么或不知道如何走出困境的来访者，需要花一些时间在繁忙的生活节奏中停下来，反思到底什么真的吸引他们。治疗师只需倾听和反馈，就能帮助他们。另一个不同的情况是，来访者"不清楚"自己的动机是什么。他们说不知道自己想要什么——但其实他们知道，只是他们也明白如果把自己的欲望表达得太明显，就不得不付诸行动了，而这太令人害怕了。这在常识看来是一种自我欺骗，治疗师可能需要比倾听和反馈做得更多，需要把来访者的注意力拉到被其忽视的情境特征上。当然，存在很多种欺骗自己的方式。考虑自己使用的策略也是另一种有用的常识性方式，用以区分"个体不清楚自己的反应"这一普遍类型。

A类问题与来访者对生活普遍的疏离感有关，我们把这类问题单独放在一边。我认为在B类问题和C类问题间进行常识性区分会很模糊。在B类问题中，来访者认为他们的反应是歪曲的，想要与对情境的看法协调一致；而在C类问题中，来访者感到他们对情境的看法是不清楚的或令其困惑的，想要获得一个"如何进行反应"的清晰看法。

这两类问题看着迥异，但有一些共同之处。其中一个共同的主题是，对情境的反应与对反应的看法间存在矛盾。在这些问题中，来访者都体验到自己内部存在一种割裂：他们要么不能有效地做那些知道该去做的事情，要么对要做什么没有清晰的看法。我们可以称第一种情况为"非理性的"（例如"非理性的恐惧"）；第二种情况为"不清晰"或"自我欺骗"（例如"不知道自己想要的是什么，不知道为了什么而嫉妒"）。我不认为能完全清晰地区分这两者。在来访者对蜘蛛的恐惧反应中不可避免地存在一些混淆：他们不清楚为什么要这样，感到自己应该有能力应对蜘蛛，但是不知道为什么就是做不到。类似地，对于"不知道自己是谁"的来访者而言，也有着某种非理性的感觉；他们可能会说"这种感觉是多么愚蠢啊！别人都不这样。"

不清晰与非理性并不是同一件事，但都涉及"个体对情境的反应是不令人满意的"。在不清晰的例子中，我们不清楚情况到底是什么，如果问来访者到底渴望寻求什么样的帮助，答案可能是"我需要有一个善良的、聪明的、能理解我的人，倾听我，关注我，让我可以开始重新找回自己"。在非理性的例子中，我们发现自己的行为和感受不是自己想要的，于是可能希望寻求一种不同的帮助，类似于"我真的很想改变一些对情境的反应，我需要一些帮助来促进这一改变——我不认为光靠自己可以做到"。不过，一个共同要素是，关于"如何生活"存在某种不一致、失衡或缺乏整合。我们对于情境的反应不是全心全意基于看法的（类型B），或者无法找到一种全心全意表达反应的方式（类型C）。

在本书剩下的章节中，我将会提出治疗的核心是要帮助人们找到一种方式，去整合和平衡其情境观点与反应。有些例子中，主要问题是不清晰，最有效的治疗方式是帮助来访者澄清其反应；另一些例子中，主要问题是非理性，最有效的治疗方式是帮助来访者协调其反应。当然，我们不应该忽视的事实是，对个体反应的澄清涉及对反应的协调，而对反应的协调也会带来对反应的澄清。来访者对伴侣的评价能清晰地感到受伤和生气，那么他们已经在以不同的方式回应伴侣了；同样，来访者若能够面对和克服对狗的恐惧，那么他们对狗的看法也会有所不同了。而到底该强调"非理性"还是"不清晰"，涉及治疗中更进一步的重要元素，即来访者与治疗师及与更广阔的世界间互动的性质。

心理治疗、精神病学和药物

列表中还有两个困扰没有被归到三种类型中的任何一种。它们是：

(5)"脑中的声音让我很心烦"；

(16)"这真的太吓人了——外星人正试图控制我的大脑，但是没人相信我"。

采用DSM的精神科医生可能会给出"精神病性"的诊断，或者更确切的

"精神分裂"，并考虑采取药物治疗。而常识性理解会认为这类人是"与现实脱节的"，他们似乎"生活在自己的世界"。常识性理解会建议需要帮助这类来访者恢复与日常人类世界的更全面的联结，这类困扰属于B类问题。这在精神科医生看来可能是天真的想法，但事实上有很好的证据表明帮助精神分裂症患者更多地与人建立联系的疗效是显著的。

可以在盖瑞·普劳蒂（Gary Prouty）的研究中找到这些例子，治疗师的大部分工作是花时间与精神分裂病人在一起，倾听他们，试图与沉默的病人互动。简德林（1972）在人本主义治疗发展早期参与了一个大型精神分裂症项目，他认为精神分裂是：

> 应该存在而没有存在的部分其实并不多。在旧有伤害的阻塞和与世界的疏离中，互动性体验过程是缺乏的、堵塞的、僵死的。除了从世界朝向个体，其他方式都是停滞的。如果一个烤箱坏了，你会把它拆开来看看内部哪里出问题了吗？人类具体的现实就是体验的过程，并不是指纯内在的东西，而是在情境中朝向他人的感受。如果行不通，就不要强行为之，除非以共情的方式使互动发生，并且使个体至少与一个肯定、可想象的外在情境联结——这样他也许可以生活于其中。

芬兰一项与精神分裂病人工作的研究最近确认了这一观点（Seikkula & Trimble，2005；Seikkula，2011），他们采用了被称为开放式对话（Open Dialogue）会谈的方法，这是西拉普兰省标准化心理关怀的一部分。病人与相关的家属成员，以及心理卫生团体的成员一起参与一个非结构化的对话。对话包含日常言语、积极倾听和反馈，以及对强烈情绪的接纳，参与者评论其他成员的发言，逐渐找到表达糟糕体验的方式，在参与者间逐渐发展出情绪联结。会谈持续90分钟，间隔几个月进行。这一方法取得了显著的结果

（Seikkula，2011，p.185）：

> 5年后的随访显示，85%的病人不再出现精神病性症状并重返
> 职场。只有三分之一的病人仍在服用抗精神病性药物。也有研究显
> 示，在进行开放式对话实践的25年间，西拉普兰省的精神分裂症
> 发病率有所下降。

塞库拉（Seikkula）评论说，难以相信如此简单、常识性的做法会这么
有效：

> 其简单性看起来成了像悖论一样的困难。它是如此简单，以至
> 于我们无法相信疗愈的做法仅仅是被倾听、被回应。当给予的回应
> 被接受了，我们的治愈工作就完成了。

我不是想要说所有精神分裂症患者都有与人联结的困难，也不是说这
一障碍不涉及基因和生理性的要素。但是，这些要素最多被看作诱发因素，
而障碍本身从根本上说是一种人际关系障碍。基于DSM的精神病学视角是
难以看到这点的：首先，DSM基于"症状群"对人格问题进行分类，这样
的思维方式自然认为每一类症状背后都存在着一种以生理异常方式呈现的
障碍。自然而然，"纠正"精神分裂（或双相障碍、自闭症等）就被认为需
要合适的药物治疗。但正如之前讨论过的，DSM分类纯粹是描述性的，对
障碍背后成因的理解没有直接的应用价值，某种障碍的产生不能简单地通
过DSM的定义而获得；其次，对于"神经生理特征的异常是不是如精神分
裂这样障碍的成因"，存在很大争议。有时候精神科医生把精神分裂看作大
脑中多巴胺水平的异常，但支持这一观点的证据目前还很薄弱（Valenstein，
1998；Moncrieff，2009）。这就使得用神经抑制药物（阻断多巴胺的活性）治

疗精神分裂的方法备受质疑，而人们的质疑在于几乎没有什么证据可以证明这种药物治疗的有效性，对双相障碍和自闭症的治疗也是一样（Valenstein，1998；Moncrieff，2009）。与精神科领域中各种药物治疗有关的问题是，既然缺乏药物治疗有效性的证据，为什么精神科医生还在继续开这些药物。一些作者（Horwitz & Wakefield，2007；McNally，2011）认为这一现象的背景是精神科与制药产业存在经济关联，制药产业会集中投放广告，加以促销。例如，有报道称，仅美国每年投入在药物广告和促销的经费就高达120亿美元（Wolff，1996）。

当然，不是说抗精神病药物没有一点价值。例如，精神科医生凯·杰米森（Kay Jamison，2011）自己就深受（按DSM诊断标准）双相障碍的困扰，她接受如果想要避免极端情绪对工作的干扰，就需要持续服用锂盐类药物。但她对于药物也并不满意，因为药物会抑制普遍的情绪反应，而精神科医生乔安娜·蒙克里夫（Joanna Moncrieff，2009）认为，抗精神病药物正是通过这种方式才起作用。因此，把药物看作对疾病的治疗是误导性的，它更像是"中毒"。药物给大脑带来的异常状态与酒精类似——酒精有助于减轻社交焦虑，因为"接受酒精后的大脑缓解了正常焦虑状态"（Moncrieff，2009）。与药物使用相关的问题和酒精使用的问题相似，关键在于当事人更倾向于选择药物介入后大脑异常状态的结果，还是大脑原有的痛苦状态。

用一般的常识性治疗方法来治愈基于神经异常的"心理障碍"必然是失败的，因为常识对神经异常一无所知。为了解释这一点，本章中结尾部分的内容是必要的。不过，对诸如精神分裂、双相障碍及自闭症等神经异常的质疑也是充分的，并且大多数来访者的困扰还是与常识有关。另一方面，常识会认为在某些情境中使用药物是完全恰当的。

小结

本章讨论了"治疗问题"与其他问题间的不同特征，并且提出可以区分三种类型的问题。第一种被称为A类问题，即普遍出现的与他人及其生活的疏离，包括来访者因无法与他人建立很好的联结而不快乐，或是来访者不再关心任何事情，或是那些被精神科医生诊断为精神分裂的个案。从常识的角度，需要帮助来访者克服疏离并"重新与他人联结"。

第二类是B类问题，包括来访者感到非理性的恐惧或强迫。这一类型的一个普遍主题是来访者发现自己以一种非自愿的方式进行反应，也觉得自己的反应是不合适的，他们对事件的看法与实际反应之间存在鸿沟。来访者具有对相应情境的一般性观点，比如蜘蛛并不危险，但实际反应与这一观点下应有的反应是不一致的。从常识的角度来看，对这一类个案的治疗目标是帮助来访者找到可以调节反应的方法，让其反应适配对情境的看法。

第三类是C类问题，包括来访者发现清晰表达感受是困难的。他们对生活的重要方面感到困惑和不确定。他们觉得自己在做的事情没有意义。与前两类问题不同，并不是说来访者知道自己的感受和行为不合适因此需要改变，而是他们并不真的知道自己的感受是什么、想做什么。对于这类问题，常识的观点是帮助来访者澄清感受，明晰自身行为的意图。

本章讨论了治疗中来访者这一方的相关问题，下一章将讨论与来访者带来问题相适配的治疗师的典型做法。我认为，若把有效的治疗过程加以分组，就将看到哪些治疗方法对于本章中呈现的不同来访者的问题是有用的。

第十一章

心理治疗的整合

上一章分类了来访者寻求治疗的不同问题，本章将会讨论如何分类治疗师对来访者带来问题的回应方法。本章内容与治疗师的行为有关。我认为，对治疗回应的自然分类应该与来访者的问题分类相对应。这一分类不是纯描述性的，而是基于用特定方式回应特定问题的理由。当然，介于我在本书前一部分表现出的对于传统理论的反感，本章中这些理由依然是具有常识性特点的。我会先聚焦于之前对不同治疗方法的解释，然后展现如何用一种常识的方法来理解——这可以一起组成一种整合的治疗实践。

用常识来解释心理治疗师在做什么

第一章已经谈到，阻碍心理治疗整合的要点在于不同治疗方法背后理论性质的不相容。这些理论基于对于人类本质的不同概念化，因此在治疗中始终存在理论分歧，而"治疗师认定哪一个理论"最后成了个人选择。但是，本书第一部分中对不同理论的讨论为这一现状带来了不一样的理解。我讨论道，尽管不同理论在某些方面差别非常显著，但大多数理论都含有笛卡尔式的图景，将人类看作是由"心灵"和"身体"两部分构成的。内省心理学关注心灵，行为主义心理学关注身体，但这两个早期的心理治疗流派都是基于笛卡尔式框架进行工作的。我认为，后来的许多治疗方法也并没有离开这一框架，导致大多数心理治疗理论都延续着笛卡尔式人类图景所具有的不连贯性。

我提出了一种代替笛卡尔主义的视角，与这种来自17世纪形而上学的"心""身"观相反，强调应该发展一种对人类的日常理解，这种理解是基于日常用语框架的，如"想要""相信""意图""感受"，等等。所有这些词都内隐于个体在幼儿期就学会的概念框架，远早于他们知道诸如"心理""意义"这些哲学或心理学术语之前。正如我在第一章讨论的，这些日常概念框架涉及的不仅仅是思考和行为间广泛的差异，还包括细微、含糊的差别，例如意外犯错、不小心犯错和不经意犯错之间的差别。我们在学习这些语词的用法时一同学会了这些差别，尽管通常没有顺便学会如何解释这些差别。不过，如奥斯汀所说，如果充分地反思情境，我们就能知道错误在什么情况下是有意为之，什么情况下是无心之过。我也提到，与这种日常概念框架紧密相连的是一种解释或理解框架。我们会让自己对有意犯错的描述符合一种熟悉的模式，这个模式是与"意外"犯错不同的。一旦觉察到一个看起来让人困惑的行为是一种"错误"，我们就理解发生了什么。这种类型的解释是不需要理论的，但这并不影响它们是一个诚恳的解释。

在本书中，我关注了许多日常解释，例如基于人们的目的和信念、没有意识到的真实感觉、对于自己的所为并不完全出于意图等。更准确地说，这些解释的形式似乎可以看作不同治疗流派所具有的特点，但不用严格地依赖这些流派各自的理论。这些理论间不能彼此整合，但我希望能够展现不同流派的治疗实践与常识性理解如何变成一种治疗的整合性解释。

行为治疗

在第三章中，我们看到行为技术可以直接地理解为来访者将其反应与信念相匹配。最初，他们的回应只是简单的反应，不能被信念调节。慢慢地，来访者对于情境中令人困扰方面的自动化反应越来越少。我们真的需要一个理论来理解这一点吗？如果一个人永远不能适应他认为无害的事件，不能对某个地方和情境感到熟悉，那这会是一个怎么样的世界？我们用日常语言来理解行为主义治疗的核心主题（也就是"适应""感到熟悉"等），这种说法表达了生活中熟悉的特点，也是我们理解自己的部分背景。行为主义治疗的核心主题就基于这种理解，认为在心理治疗中帮助和支持来访者将其回应与信念相协调很重要。

人本主义疗法

第四章中提到，人本主义治疗中有两个核心主题，分别与罗杰斯早期和后期的思想有关。他在早期工作中强调对来访者所说的内容进行共情，部分是为了核对治疗师的理解，同时也帮来访者澄清其感受。在聚焦取向这一人本主义治疗的变体中，也十分强调对感受的澄清和清晰表达。反馈来访者所说内容的理由之一，是来访者常常发现要清晰地表达自己很困难，因为社会期待规定了他们应该说什么，或者会不假思索按照惯例来说。因此，提供一种安全的、接纳的人本主义治疗关系很重要，可以允许来访者表达之前害怕表达的内容。在各种各样人本主义治疗中，我们不需要理论来理解发生了什么。在治疗中，来访者变得更加"一致"，这意味着他们不再感到困惑，不再对感受进行自我欺骗。用常识来理解，这就为治疗师提供了一个可以安全表达情绪的空间。

在罗杰斯后期的工作中，他更少强调反馈的特定操作过程，更多地强调以开放、自发、人性的方式与来访者互动的原则。在后期的人本主义治疗中，有时这被表达为"最重要的是关系"。但是这种观点也很难被称为理论，尽管其他的治疗方法并不这么强调关系。一位治疗师是否以一种广泛的人本主义方式与来访者联结，这点很重要，也是毫无疑问的。人们不需要使用"人本主义"这一术语，但我们真的可以想象这样的一个世界，治疗师（或老师或律师)与学生或来访者的个人关系与其工作完全无关。而如果有人问为什么必定如此呢?回答会陷入僵局。这样的问题,好比问为什么人们在更熟悉的环境中会更少感到焦虑一样,它非常难以回答,因为这似乎是在对一个毫无疑问的领域发问。在人类生活中存在着一些"假定",但是这些"假定"并不是传统哲学中熟悉的"假定",如"当下体验"或"逻辑定律"。如维特根斯坦(1953/2009)所说:"可以说,那些必须被接受的假定正是生活的形式。"

简而言之,人本主义治疗实践认为,在治疗中有两样东西很重要,一是在治疗师和来访者间创造一种真实的、共情的、接受的关系,二是帮助来访者澄清其感受,清晰表达其反应。

心理动力学疗法

核心主题是帮助来访者获得对于自己感受和关系的洞见,而这是通过鼓励来访者说出脑中闪过的任何想法,并对其进行仔细地倾听和解释来实现的。精神分析的核心观点认为,人们对自己真实的感受和想法常常存在于潜意识中,而治疗过程就是使潜意识意识化。但就如第五章所说,治疗过程是帮助来访者看到他们其实在欺骗自己。我认为自我欺骗的概念是独立于弗洛伊德理论中"潜意识心灵"的,弗洛伊德理论的其他方面也一样能用常识来理解,如"防御机制"。因此,虽然精神分析在使我们注意到自己自我欺骗的多种方式方面很有用,但其理论结构并没有在理解不同的自我欺骗上起到基本作用。我的观点是,虽然精神分析有很多价值,但是我们并不需要这一理论。我们需要的只是意识到人们会以许多方式欺骗自己,而帮助来访者洞悉自身欺骗的一个重要方式就是创造一种环境,让治疗师可以进行"悬浮注意"的倾听(弗洛伊德的术语),并"诠释"来访者所说的内容,使来访者的注意力聚焦到现实中与实际情况不符的方面。

简而言之,心理动力治疗实践和人本主义治疗一样,认为治疗关键在于帮助来访者清晰表达其回应,或者使其所说与所感相一致。

认知行为疗法

我提到在CBT中存在两种不同的治疗操作，分别来自CBT的认知传统和行为主义传统。CBT中的认知部分帮助来访者澄清他们对情境的真实信念是什么，治疗师帮助来访者更仔细地查看他们的信念，并挑战非理性的信念。但是，这种完全理智层面的改变并不可能带来治疗性的效果，还需要帮助来访者使其行为与其所知的情境相协调。第六章中讨论了这里涉及的概念上的复杂性，如果我们把"信念"与"反应"区分开，那么CBT的有效性在于首先与信念工作，其次使用行为技术（常常是一系列"家庭作业"）来改变来访者的行为反应。

简而言之，CBT既帮助来访者表达他们真正相信的是什么，又使他们的反应与这些信念相一致。

过程体验疗法/情绪聚焦疗法

正如人本主义疗法、心理动力学疗法和认知行为疗法一样，我认为PET实践也能够用常识来理解。PET中的六个"治疗任务"关注的是我已经讨论过的相同原则。对"有问题的反应"进行"唤起呈现"的第一个任务，就是一种让来访者关注"实际反应与认为合适或自洽的反应间的矛盾"（Greenberg，1993）；第二个治疗任务关注澄清来访者对情境的真正感受；第三和第四个治疗任务与"分裂"工作，"思维和行为的社会标准、态度在不同的程度上与他们更为基本的需要、目标和担心是不一致的"。实践中常用角色扮演来完成这些任务，在角色扮演中，冲突能够更加清晰地被呈现、被意识到；第五个治疗任务是使用如"空椅"的想象技术来帮助来访者调动反应并进一步清晰表达；第六个治疗任务是"对极度脆弱的地方进行共情确认"——用常识来说就是共情脆弱的来访者。

简言之，PET采用的操作主要有两个功能。第一个功能是关注来访者对情境的真实反应，并清晰表达这些反应。这一功能的"提纯"版本可以在第二个任务"聚焦"中看到。第一个、第三个和第四个（也许包括第五个）任务体现的是第二个功能，即帮助来访者以他们认为合适或理性的方式来调节实际反应。此外，在第六个任务中，更普遍的功能是提供一个安全的人际关系，如果没有这一点，其他任务就不能有效实现。

存在主义疗法

在我对其他形式治疗实践的概要提炼中可以看到，治疗的共同主题包含：

（1）与来访者建立真诚、接纳、共情的关系；

（2）帮助来访者表达和澄清真实感受，这些感受往往与他们认为"应该"有的感受相悖；

（3）帮助来访者把真实感受融入行为和现实生活中。

这三个治疗的共同特征在存在主义疗法中也清晰可见。存在主义疗法非常强调治疗师与来访者间的关系，也强调在"沉积"的观点下寻找本真反应的重要性。"治疗的有效性体现在它可以影响和调动病人的自由意志。这意味着存在主义方法的一个重要方面是帮助来访者意识到他们可以做出选择，并鼓励他们以一种出于主动意愿而不是强迫的方式来行动"（Cooper，2003）。正如前面提到过的，对存在主义疗法进行一般评价是困难的，因为它广泛涉及不同的观点。不过用斯皮内利的话说，至少我们可以看到一些熟悉的主题，如良好的治疗关系及强调要发现一个本真的观点并调节来访者强迫的反应。

三种治疗解释

从以上讨论中可以看出对于治疗而言至关重要的三种解释。第一种解释强调治疗师和来访者间一种真实、共情、接纳的关系的重要性。这种解释存在于人本主义治疗的核心，当然也已经被广泛地认为是最具治愈性的方法中一个重要的治疗要素。第二种解释强调帮助来访者更清晰地看到自己的重要性，尤其是面临对行为的扭曲或自我欺骗时。这一解释谈论"真诚"的重要性（用人本主义的术语），或是"使潜意识意识化"（用心理动力学的术语）。类似地，PET也谈论澄清来访者的实际反应与他们觉得什么是合适反应间的矛盾，而存在主义疗法强调来访者的本真性。其中有一个非常强的共同要素，即心理治疗往往涉及帮助来访者将其观点与实际感受到的反应匹配一致。第三种解释也关注"来访者的观点"与"来访者的反应"间的矛盾，不过此处聚焦在来访者能够看到事物"是其所是"的样子，但不能以与其观点相一致的方式行动。这个观点也是行为治疗的核心，其目的是帮助来访者调节行为，以使其与实际信念一致。在一定程度上（其更为行为的方面）CBT调动的就是这种解释，但CBT可能也用了类似于"澄清"的解释来挑战来访者的信念。

这三种解释与每一种治疗方法不是简单的一一对应关系，但我们可以看到不同流派在不同程度上都采用了这些解释。目前，大多数治疗流派都承认治疗关系的重要性。行为主义治疗与CBT强调行为的改变（与改变有关的"家庭作业"在CBT中很重要），人本主义、心理动力、存在主义疗法都强调澄清、自我意识、真诚一致和本真性。PET的第六个治疗任务可以并入第一种解释，其他任务与后两种解释有关。存在主义疗法也涉及三种解释。

目前这三种解释与第十章中讨论的来访者三种问题分类的对应更为紧密。我把来访者的问题分为A类问题，即来访者与他人、自己及其生活的普遍疏离；B类问题，即来访者不能按照他们想要的方式行动，或者以他们想要的方式反应；C类问题，即来访者是困惑的，不清楚自己的感受，不能理解为什么有这样的感受，或不能理解自己为什么做出这样的行为。我提出的三种普遍治疗解释能很好地匹配这三类问题。第一种解释在后期人本主义治疗中被作为一种范式，可以很好地匹配A类问题，即来访者问题的核心是与他人的联结。第二种解释作为行为治疗的范式与B类问题最匹配，即来访者的核心是想要改变其反应方式。第三种解释作为早期人本主义疗法、聚焦取向疗法和心理动力疗法的范式，与C类问题最匹配，即来访者的核心问题是无法表达和澄清真实（本真）感受。

不同的治疗操作类型匹配不同类型的问题，也不难理解为什么这些操作对于其匹配的问题是有效的。理解被创伤性恐惧困扰的人可以通过脱敏疗法得到帮助，或者理解一个退缩的"分裂样"来访者可以通过与治疗师逐渐建立深入的关系而获得帮助，都不需要借助理论的帮助——都可以用一种常识性的方式来理解。

整合的解释

从多元主义或折中主义的视角看，可以得出这样的结论：只要选择与来访者的问题类型最匹配的治疗过程即可达到治愈。

然而，我们还没有对理论内容进行整合解释。如第一章所述，获得这样一种解释是很重要的，部分是为了评估提出的解释方法是否能够作为真正的治疗形式，部分是为了把治疗从更宽泛的方式中区分出来，例如建议、教育、药物治疗、社会福利，等等。我们可以简单地列举特定的治疗流派内部这一方法涉及了什么内容：对弗洛伊德而言，是把潜意识意识化，对罗杰斯而言，是帮助来访者变得更为真诚；对斯金纳而言，是消除不良的条件反射作用；对贝克而言，是改变来访者的核心信念。所有这些说法在治疗领域之外不存在共同点，而它们的实践者可以自信地表示自己所做的是完全不同的专业治疗。

问题在于，一旦消除了理论，我们是否可以提供一种解释来结合我所区分的不同的问题类型与不同的治疗类型。在此，我的一个根本"常识"建议是，问题都来源于广义上的"关系困难"。在A类问题中，来访者不能参与一种"你来我往"的互动，而这在人类生活中是非常重要的部分。这一类来访者不能在自己的反应与他人的反应间自如切换，不能自如地参与对话。而这种对话困难可以通过两种不同方式展现。一种方式即B类问题，即来访者个人的反应占主导，因而不能充分"采纳"他人看待事物的方式。例如，他们在理智上同意某个情境是没有危险的，但是他们并不采纳这个理解来做出反应。另一种方式即C类问题，即他人的反应（个体的或社会的）占主导，因而来访者充分"坚持"他人的反应，清晰地知道什么是"应该"完成的，但是不清楚自己的感受和态度。他们也可能把"应该做的"误认为是自己真实的反应，但事实并非如此，他们只是在自我欺骗。

我认为将互动和关系看作人类生活的核心是一种常识性的观点。婴儿出生在社会中，从一开始就拥有对其情境的本能回应，这些回应不断通过与他人的互动而被塑造和发展——尤其是与那些形成早期依恋的对象。那些早期没有建立起紧密人际关系形式的婴儿不能正常发展，比如"狼孩"。我们关于早期婴幼儿发展的知识都证实，婴儿要具备心理弹性及适应不幸环境的能力，而一定程度的人际依恋和互动是其正常发展的基础。最近的神经生理研究显示，婴儿大脑的功能和部分结构都通过与养育者的互动来决定（Schore，2003）。

早期互动的不足在某种程度上可以通过后期紧密的互动来弥补，神经功能上的改变印证了这一点。这个理由可以解释，为什么与那些有人际困难的来访者进行紧密的、持续的人际互动能够具有治疗效果。第十章提到了相关研究及例子。

人类生活和人类的困难都深深地源于人际关系，这一点毋庸置疑，也体现在许多治疗师认为"关系是关键"这一观点中。但是，更进一步的观点是，婴儿和照料者间的人际互动在一定程度上是不平衡的。在《婴儿的人际间世界》（*The Interpersonal World of the Infant*）一书中，丹尼尔·斯腾（Daniel Stern，2000）提到了一种称为"社会参照"的现象。一个典型的例子是，一个孩子摔倒了并哭了起来，而如果母亲快速地以一种感到有趣且惊讶的方式回应："啊，刚刚发生了一个有趣且好玩的事情"，这个孩子就可能破涕为笑。有一些研究者对这一现象进行了更为细致的研究（Stern，2000）：

> 将1岁大的婴儿放在一个充满不确定的情境中，他的行为通常会在趋近与退缩间摇摆。婴儿可能被一个玩具吸引着爬过一座"视觉悬崖"或者靠近一个不同寻常的、具有高度刺激性的物体，如发出哔哔声和闪烁光芒的机器人。当婴儿遇到这一情境并感到不确定时，他们会看向母亲，读取母亲面部表情中的情绪内容，尤其是观察自己应该有何感受，用这个方式获得的次级评估可以帮助他们解决不确定。如果母亲的面部表情是带着愉悦的微笑，婴儿就能无障碍地爬过视觉悬崖；如果母亲是恐惧的表情，婴儿就会远离"悬崖"，退回来，甚至感到不悦。类似地，如果母亲冲着机器人笑，婴儿也会这样做。如果母亲显示出担心，婴儿也会变得更加不安。

斯腾认为这样的社会参照（在确定自己的反应前以他人的反应作为参照）可以增加婴儿的自信（比如婴儿笑着面对自己的摔倒），但是也可能导致不那么愉快的结果，正如以下母亲对孩子的回应（Stern，2000）：

> 当儿子做了一些笨拙的行为——就像1岁的孩子都会做

的——比如推倒东西或乱扔玩具，母亲就会表现出一系列抑郁的
信号。比如长长的叹息、降低音调、微微塌陷身姿、皱眉、点头，然
后说道："唉，小约翰。"这些反应可以被翻译为"你看你又对妈妈
做了什么"，或"你笨手笨脚推倒玩具火车的举动真是一个悲剧，
这会'压死'其他人的"。

慢慢地，小约翰原本生机勃勃的自由探索变得更加谨慎。他的母亲把一
个异化的情感体验带入本来是中性或积极的活动中，她或许已经成功地把这
一部分变成婴儿自己在活动中的情感体验，于是这就变成了一个非常不同的
鲜活体验。

这些例子说明，从非常早期开始人类对情境的回应就部分地由个体的气
质类型决定（出生起始的天性），部分地由与他人反应的协调决定。在一些情
况下（例如婴儿的情绪很强烈），"个体的反应"会压倒"社会反应"；在另一
些情况下，尤其是那些没有明显个体反应的情况，社会反应就会占主导。例
如在稍微长大的阶段，当孩子开始学习色彩词汇，不管草地叫不叫"绿色"
或雪叫不叫"白色"，都不存在个人的偏好，孩子自然学习的是一种"我们"
都有的反应。这当然适用于人类学习的广泛情境，从学会什么是鞋子，到合
理解释电离的粒子轨迹。正是在社会情境中，儿童学会什么是鞋子——这不
是儿童可以自己通过想象学会的。类似地，学会合理解释电离粒子轨迹的照
片涉及一系列物理训练、概念使用和与物理相关的实践。

人类学习是一个非常复杂的现象，涉及个体自发的反应以及他人的反
应。这和"条件"无关，更需要认识到的是知其然。正如大卫·汉姆林（David
Hamlyn, 1798）认为的，幼儿是无法自己获得这种认识的，因为幼儿对于
"一个物体是什么"的学习和在文化中如何正确看待这个事物有关，对于"什
么是正确"的学习是通过"什么被认为是正确的"获得的，这与我们看待事
物的方式有关。因此，与他人的关系是学习事物是什么以及为何如此的基

础，但这又不是说"孩子顺从养育者的所想所说"这么简单。在一定程度上，还存在着养育者错了的可能，这和养育者与孩子发生冲突是不同的。这种可能性是通过孩子意识到自己有不认同成年人的体验获得的，同时也通过逐渐意识到成年人在区分自身想要什么和认为什么是好的，或者区分相信什么和什么是正确的。不管这其中涉及哪些细节，显而易见的是，孩子从一开始看待事物的方式就与他人关系的性质紧密相关。

在今天，人类体验的社会维度已经无须再多强调了，但对于什么可以被称为"社会建构"同样存在局限。我们一段时间不吃东西会感到饥饿、不能在3分钟中跑完1公里，或者闭气潜水很长时间可能会被淹死，这些都不是社会建构的。在一定程度上，面部表情和情绪间的关系不是社会建构的，这也是正确的。微笑及人们对微笑的反应不完全来自文化，尽管会受到文化的调整。存在着一些自发的反应是不需要文化的，另外，在基于人类文化的模式中也存在着偏移反应。作为人类，我们对情境的回应必定在很大程度上带有文化的特征。若不从人类社会这个普遍的层面看，也存在着一些个体回应超过基于文化回应的时候。这可以在许多例子中看到，比如孩子否认球是红的，或物理学家提出挑战性的观点认为没有任何物体的速度会超过光速。而这样不同意见的最终结局是个体要与标准的文化回应达成和解——只有例外情况才会出现文化回应调整适应个体回应。例如，父母可能承认球是橙色的——当他们学着孩子把球放在一个更亮的光线下时；或者物理学不得不接受特定的实验结果，即使结果反驳了"物理学家都知道的知识"。

个体自发反应与可接受的社会反应间的互动是人类生活的核心。如果只是简单地遵循自发反应，那么我们几乎无法学会关于世界的任何知识；但是，若总是遵循可接受社会反应，我们就会失去自己的一部分，而社会也失去了我们作为个体对其的贡献。

任何一种方式带来的困难都可以在人类生活的开端中看到，就像社会参照现象中展示的。孩子若有一个抑郁的母亲，会倾向于失去他的活力和自发性，采纳母亲的回应方式；但同样，若婴儿没有采纳母亲对于跌倒的轻松反应，他将失去轻松和自发的机会。人类对情境的反应涉及与他人反应的协调，一开始是父母，后来扩展为所属的广泛群体，但这是一把双刃剑。如果我们不允许自己与群体方式协调，成为群体中的一员，那么我们就会失去已有的能力。为了实现潜力，往往需要"让自己紧跟"我们想要进入的领域中"大师"的脚步；一个铸匠新手总在师傅面前班门弄斧，一个小提琴初学者总是质疑著名的音乐家为什么要做这个而不是那个，这些都是荒谬的。一个恰当的回答是："照着做就是——你现在的水平还不够理解这些问题！"（Wittgenstein，1969）。另一方面，如果总是协调自己以融入群体或成为群体的象征物，我们就会错过发现群体也不知道的事物的机会，而这反过来会使群体变得贫乏。

依恋模式

适应他人的反应和遵循自己的反应间的平衡对于人类生活至关重要，如果这个平衡被打破，个体和群体都会面临严重后果。

依恋理论关注了这一联结中的某些基本模式（Howe，2011）。在"回避模式"中，孩子学会了控制感受，隐藏不安，也能够很好地读出他人的情绪状态。"当对于自己是否会因做错事而被拒绝感到焦虑时，你自然会揣测他人的期待，若做对了你就会被接受"（同上，p.102）。但对于这些人而言，去探索自己隐藏的情绪是不容易的——可以相信想法，但不能相信感受。"最好是只相信告诉你的，依赖你所知的，忽视你所感受到的"。一般而言，有这种模式的个体的情感或情绪回应被过度控制了，很容易因他人的感受而焦虑，却难以触及自己的感受，这似乎与C类问题有关。

相反，在"矛盾模式"中，需要和欲望的表达都被夸大了，情感被直接行动化而没有被管理或控制，个体也被自己焦虑的情绪淹没和占据——"情绪和想法会迅速脱离控制"。一般而言，他们的情感是控制不足的，这种模式似乎与B类问题有关。

在依恋理论中，回避和矛盾的依恋形式都是被"组织"的。它们是孩子以一种组织好的方式适应养育环境中特定缺陷的结果。孩子采用不同的策略"在面对需要、危险和威胁时，提高和保持与依恋对象的亲近"。在这种情况下，它们是成功的策略，虽然这个成功是有代价的。相反，在"混乱模式"中的依恋策略都是无效的，在根本上个体与父母的关系要比前两种情况更糟糕。"一些父母在孩子寻求保护、安慰和协调时'放弃'对他们的照料"，因此孩子不能体验到安全的、容纳的关系。这种缺席的关系（而不是过度控制或控制不足），似乎存在于A类问题的极端形式中。

"平衡"与"迂回"

虽然这些与依恋理论的关联只是一些概要，但它们为我的结论提供了有用的情境。在各种各样的治疗方法中存在两个对立又关联的主题，也与更为一般的背景性"关系"主题有关。其中一个主题，是来访者对于自己真正的感受和需求并没有清晰的意识。他们的感受和欲望可能对他人而言要比对自己更明显，用心理动力学的术语来说他们的行为是"潜意识的"；用人本主义的术语来说他们非常的"不真诚"，他们更多地关注他人的感受而不是自己的感受，就好像他们的"雷达"首先是朝外设定的，以便捕捉来自他人的信号。另一个主题是，来访者不能按照自己真正认为的那样去感受和行动，他们的注意力非常聚焦于自己的感受，尤其是恐惧。他们能够认识到在一定程度上自己的反应是不合时宜的，但是情境本身并没有引起他们的注意，就好像他们的"雷达"首先是朝内设定，以便捕捉自己的信号。我想在本章指出，这两个主题都可以在人类情境的基本特征中找到源头，尤其是我们对世界的理解并不仅仅出自自己的反应，也出自与我们紧密关联的他人的反应，而这两种"输入"的平衡会以各种各样的方式被打破。如果我们以这种视角来看待心理问题，将其作为个体和社会反应间平衡的扰动，那么自然地就会将心理治疗看作是对这一平衡的恢复。对某些来访者而言，这涉及帮助他们更多地关注自身的反应，就像心理动力疗法和人本主义疗法所做的；而对于另一些来访者而言，这涉及帮助他们更多地关注"我们"是如何看待情境的，以及"情境本身到底如何"，这就是行为和认知治疗所做的。

要达到这一"平衡"，需要在反应和观点间的"迂回前进"。对于那些需要发现自己"真正感受"是什么的来访者，需要关注其反应，关注其所处情境的细节，并试图找到表达和澄清他们对情境回应的方式。当找到了一些词时，他们要权衡这些词是否真的表达了他们的反应，需要反问"这真的是我此刻想说的吗？"他们在对情境的反应与不断改变的表达间进进退退，试图找到一种对反应的本真表达。最后，他们可能找到了一种恰如其分的表达方式，并因此获得了对事物的清晰观点。于是，在其反应和观点间就不再有不一致和不平衡。

另一种情形是，那些想要有能力以一种与其观点一致的方式来回应的来访者需要关注自己的观点到底是什么，并试图找到让自己的反应与观点相一致的方法。他们的观点可能会鼓励其去权衡哪一种想做的行为更可行："我就是做不了那个……嗯……但我非常确定我可以做这个。"于是去尝试这一反应，接着或发现太难了（再次权衡什么是可行的），或成功做到了所选择的反应，并发现之后更难一点的步骤也是可能的了。在这个过程中，来访者在其反应（"这真的很恐怖"）和信念（"但我可以做到这个"）间来回摆动，直到当这样做时不再感觉那么恐怖，也感觉再进一步是有可能的。最后，他们可能能找到一种自己真正相信的回应方式——在经过了迂回曲折后，反应和观点间不再有不平衡。

第三种情形是，在"我感觉如何"与"事情应该如何"之间的迂回曲折最终并没有任何一方胜利，而是导向了一种新的解决方式，"观点"被"感到的反应"修正了，同时"感到的反应"也被"观点"修正了。第七章中提到了PET从格式塔治疗中借鉴了空椅技术，这正是这种迂回过程的体现。我猜在心理治疗实践中，往往就是"反应"和"观点"之间的互相协调使来访者的困扰得以解决。例如，来访者可能会说自己有多么抑郁，并且这种感觉是没来由的。在之后的咨询中，他们谈论到自己目前的生活在事实层面上非常好——但是自己并不这样感觉。如果来访者与抑郁的感觉"待在一起"并谈论它们，可能会呈现出事实上在他们当前生活或过去的生活中——也许涉及重要的丧失——的确存在着一些事情使其抑郁是可以理解的。他们的感受开始能被清晰地表达，就像在C类治疗中发生的那样。之后，他们开始承认自己生活在某些方面事实上是令人满意的，他们也开始能够感受到这一点。他们选择在生活中做出一些小的改变，这些改变与之前"事情完全是无望的"信念是不相容的。这一过程涉及对现实的暴露疗法，这与B类治疗中的做法没有什么不同。

最后，在来访者和治疗师之间存在着我们称之为基本的（A类）迂回前进。若想要让前面的两种迂回前进有效果，来访者需要与治疗师沟通，考虑治疗师的所做所言，同时觉察自身的用语及行事方式。根据治疗师对其的回应，他们需要权衡自己的反应和信念是什么。来访者需要向治疗师敞开，同时需要感受到治疗师也是向他们开放的。简言之，"关系"是关键。忽视治疗师或者简单地模仿治疗师的行事方式，都不能带来治愈性的改变。当然，治疗师的责任是要试图找到使关系"起效"的方法。如果它不起效，那么任何一种迂回过程都不会见效。反之，如果它起效了，那么或许这就是所需要的全部。并非所有来访者的问题都属于"找不到感觉"（C类），也并非所有来访者的问题都属于"没有做出合适的反应"（B类），还有一些来访者的问题更属于"无法找到人性的联结"（A类）。

总而言之，我认为在人类关系的一般事实中，我们能够把人们前来寻求治疗的问题分类，也可以将与之对应的有所帮助的主要方式分类。一种普遍的困扰是建立人际关系的困难，相对应的治疗回应是与来访者建立一种人际关系，以修复来访者在早年错失的部分。在（后期）的人本主义疗法中尤其可以看到这种回应，并且在几乎所有形式的治疗中都能见到其踪影。接着是两种对立的问题形式：一种是来访者过度卷入自己的反应中，无法找到一种与社会认可方式一致的反应。这种问题需要治疗师帮助来访者一点一点地把自己暴露在其现实情境中，这个现实他们早已留意到但还无法深切感受——这种帮助方式是行为和认知治疗的典型特征。另一种问题形式是来访者过度卷入看待事物的传统方式（即海德格尔所说的"常人"），不能轻松地将自己的感受与"应该有"的感受区别开。用常识来说，被社会接受的成见把他们导向自我欺骗。这类问题要求治疗师帮助来访者暂时把"应该有"的感受放在一边，这样他们才能开始感受自己本真的反应是什么。这种帮助的方式是心理动力学疗法、聚焦取向疗法和（早期）人本主义疗法的典型特征。[1]

　　所有这些形式中没有任何一种需要很多理论来支撑，如果所谓的"理论"指用理论的概念来理解来访者的问题和治疗过程，诸如"潜意识""组织经验""刺激""条件""引起感觉的认知"等。那么我们需要看到，这些概念最好要被拒绝。不过，我一直建议要采用"反应"和"观点"间的平衡，这种思维框架本身可以被看作一种理论，它把所有主要方法中的核心常识都聚集在了一起。在某种程度上，这种框架也可以整合进早期对心理困扰的观点中，我将在下一节中讨论。

---

[1] 有必要补充的是，将习俗认为的"应该"搁置一旁，并不是说要让个体把他真诚相信应该做的事搁置一旁。在道德反思中，一个人可能会关注的事实是，他感到某个特定的群体是愚蠢的或笨拙的，但他并不真的相信人们是这样。这种情况事实上属于我所说的B类情况，即不能感到他人智力正常、接受了文明教化，即使理智上是相信的。这相当于个体不能觉得桥是安全的，尽管理智上认识到它是安全的。相比心理治疗，这类例子更适合在道德框架中讨论，因为与其工作预设了赞同个体应该（或不应该）有什么感觉。这类情况的例子可以见Iris Murdoch（1970），以及我对于其与治疗相关的部分的讨论（Purton，2014）。

常识性理解的传统背景

我认为值得一提的，是用"平衡"和"失衡"来对健康和疾病进行广义概念化的思维方式有其悠久的传统。这种传统可以在我们日常的语言方式中看到：用"扰乱"来形容某人陷入困扰，甚至更极端的用错乱——有时候法医对自杀者的报告会描述其心灵的平衡被打破了。

在西方医学之初，"希波克拉底的基本概念认为健康就是均衡，疾病就是扰乱"（Porter，1997）。希波克拉底的医学把疾病看成整个人的失调，而不仅仅是部分生理功能的紊乱。"希波克拉底的疗愈是以病人为中心的，并且关注'不舒适（dis-ease）'而不是本体论分类下的疾病（disease）"（p.60）。柏拉图区分了"肉体"和"灵魂"，两者的疾病或不舒适都被看作一种失衡。在古希腊的思想中，我们所谓的"生理疾病"被理解为四种体液的失衡：血液、黏液、黑胆汁和黄胆汁。每一种体液都与构成物理世界的四种要素有关：血液对应气、黏液对应水、黑胆汁对应土、黄胆汁对应火。不过这四种体液不是纯粹物质的，它们与我们所谓的"心理"特质有关。具体而言，若个体的某一种体液占主导，他就具有特定的气质类型。气的失衡与多血质有关，黏液对应黏液质，黑胆汁对应抑郁质，黄胆汁对应胆汁质。类似的思维体系可以在印度阿育吠陀医学和中国的中医知识中找到（Clifford，1990；Maciocia，2005）。

我们不关心这些体系的细节，它们的核心都是将疾病看作失衡。如果强调希腊医学中"生理"的一面，我们就会关注到元素的失衡，它与身体的自我组织这一现代观点相距不远，生理疾病中的调节扰乱导致了比如感冒发烧的症状，甚至是癌症细胞的增长失调。尽管现代医学关注健康和疾病的生理机制，但是机制并不是全部。还需要考虑这是一种关于什么的机制，也就是有机体的整体功能。

对于现代生物学来说也是一样，关注生命体的机制并不能在总体上忽视鲜活的生命这一事实，也就是说有机体的器官和组织过程需要根据其功能和因果机制来理解。动物行为学的发展，即有关动物行为的生物学可以作为一个很好的例子。动物行为学根据其生物功能归类行为模式，而不是因果机制，就像解剖学往往以功能对器官进行分类。比如，对眼睛这个概念，我们只能依据它作为一个起到观看能力的器官来理解。昆虫的眼睛结构与哺乳动物非常不同，但它们都是眼睛。类似地，在动物行为学中，展现出威胁的一面与展现温驯的一面是基于这一行为的功能，而不是其形式或背后的因果机制（Purton，1978）。健康和疾病就属于这种依据功能来看待事物的方式，医学是关注疾病的机制的，但这种关注是从身体的功能平衡是否被扰乱的角度出发的。

如果转向希腊思维方式的另一面，我们会看到关于"灵魂"扰乱的类似观点。在《斐德罗》（Phaedrus）中柏拉图把灵魂描绘成由一匹白马和一匹黑马拉着的一辆马车，柏拉图学派对于如何理解这一想象图景的细节没有达成共识[1]，伊娃·布奇洛里（Eva Buccioni，2002）认为白马代表了"文明""社会价值""驱动个体寻求社会整合的心灵动力"和"与他人共有的观点"。黑马代表了"以个人喜好来对待他人""自私的"和"无政府主义的"。可以说如果让白马来决定人生的方向，那么个体会与社会观点保持和谐，但失去个体性；如果让黑马来决定人生方向，个体可以有自己的感受，但会失去社会基础。

这种关于灵魂平衡的说法似乎被许多心理学作者采纳。弗洛伊德认为

---

[1] 一个补充是，柏拉图对灵魂给出了非常不同的解释，他把三个要素看作理性、食欲和精神。然而，布奇洛里（2002）认为不应该把《斐德罗》中的解释强行套入《理想国》（Republic）的框架中。《理想国》把灵魂的两匹马分别与食欲和精神对应，而把马车车夫与理性对应，这是很自然的。而在《斐德罗》中，两匹马分别代表了社会倾向和自发冲动。我认为最好不要把《斐德罗》中的马车车夫理解为灵魂中的第三个要素，而最好理解为试图在两种冲动中寻求平衡的人。毕竟，马车车夫的描述就是一个人，而另外两个要素代表了"动物本能"（一个是社会性的，一个是个体性的）。

超我和本我间的动力性张力需要自我来平衡，伯恩的沟通分析学认为成人在家长态和儿童态之间调节，罗杰斯区分了自我概念和有机体的价值。索恩（2000）写道："或许重要的是个人生活中的平衡，即在自我实现的驱力和社会调节的约束间达成一种平衡。"从这个视角看，治疗在很大程度上是在帮助来访者既于内部又于与他人的联结中找到达成这种平衡的方法。并不是要由治疗师来帮助来访者获得平衡，治疗师的任务是帮助来访者达到自我平衡。托尔曼（1999）认为，成功的心理治疗可以理解为来访者获得自我复原的能力。

我讨论了治疗师可以被看作帮助来访者在生活中找回平衡的工具，这一基本的平衡一部分在自己与他人之间，即暗含在与他人的联结中——包括与治疗师；另一部分是在自己的自发反应与对现实处境的看法之间。这种平衡不是身体内部的平衡——不像医学想要寻求的平衡那样——而是在那种传统中被称为灵魂内部的平衡。"灵魂"在现代思维中不是一个悦耳的词，这可能是因为它与宗教之间的关联，但我们很难找到一个足够合适的词来代替它。我们可以说，在治疗中寻求的平衡不是身体的平衡，而是这个人的平衡。当柏拉图说到灵魂时，他的确指的就是个人本身：灵魂或个人需要平衡其冲动和理性的社会面。当然，在这里"灵魂"与"心灵"的用法非常不同，在常见用法中它往往用来指一个人的理智能力。

在对印度疗愈体系的研究中，精神分析师苏德·卡卡尔（Sudhir Kakar，1982）写道："西方的心理健康概念中弥漫着节制、责任、平衡的人文观点，简言之就是在内部需要和外在现实间寻求平衡。"这种平衡用我的术语来说是B类和C类治疗具有的特点。除了促进这一类的平衡，他认为还存在着另一种类型的平衡，这可以在印度的体系中看到：

> 然而，印度的心理健康方法与西方主体占主导的方法间的主要差异是对关系性的强调。印度的一系列观点认为（例如在阿育吠

陀中），个体受到许多心理健康理念的冲击，这些理念规定个体的行为要与他人联结，尤其是家庭和社区。在个体和其群体间重新恢复失去的和谐，是当地民间传统中治疗努力的首要目的。

可以在任意治疗中看到关于"平衡"的说法，它们主要涉及来访者和治疗师的关系，这在 A 类治疗中特别突出。

将治疗看作寻求平衡，使我们承认在医学和心理治疗之间有某种类似。它们都关注"平衡"，只是医学关注身体的平衡，而心理治疗关注个体的平衡。心理治疗就其语源学而言，应该理解为其关注的不是心理的平衡，而是希腊所谓的心灵或灵魂的平衡。基于这个理由，虽然来访者的问题可以在某种程度上被看作"扰乱"，但这些问题不是心理的扰乱，而是灵魂、心灵或个人的扰乱。这样的思维方式使我们可以区分第十章中讨论的"心理障碍"和"心理困扰"间的差别。"心理障碍"——或更恰当的说法"个人失衡"——常常是令人困扰的，但也并不必然如此。我认为，一个人对其所患有的障碍不觉得困扰反而感到高兴是完全有可能的。类似地，个人的困扰也并不一定涉及个人的障碍。我们参考前来寻求治疗的人的目的，以保持对于"治疗"这个词的合适理解，这是有益的。如果我们仅仅是处理困扰，即使这种困扰的确符合"障碍"，但"治疗"也很难成为一个好词。

对来访者问题的这一普遍观点本身就是一个广泛意义上的理论，它把诸多不同现象以一种连贯一致的方式汇集在一起。同时，它也是一种作为对常识的延展的理论，而不是对常识的代替。它不需要使用"潜在"的实体或过程这样的概念，但它的确为思考来访者的问题以及相应的回应方式提供了一个广泛的框架。

小结

我们已经看到，心理治疗的实践并非像人们以为的那样依赖理论。我们也看到，理论本身是严重不一致的。我在前面的章节中批判了理论的最初版本，理由是每一种理论的基本概念都存在根本的混淆，这些混淆不能通过修补细节而得到解决。在这些最初版本中，人们常常可以轻易地看出真正的困难是什么，但在后来的版本中就不那么清晰了。例如，弗洛伊德的理论在其早期工作中以不同的方式被发展了，但麦克纳利（2003）认为"精神分析在其发展过程中越来越不一致"。早在1936年，著名的社会心理学家威廉·麦独孤（William McDougall）试图理解弗洛伊德后期的著作，并把它们形容为"弗洛伊德猛烈挣扎着想要摆脱一个巨大的混乱状态，就像一只巨大的鲸鱼被自己设计的网缠住了"（McDougall，1936）。在某种程度上，CBT也面临着这种持续增加的不一致。贝克早期的著作是简洁明快的，关注于提供新的解释心理困扰的方式，主张治疗需要的是认知改变，这会带来感受和行为的改变。但是，"现代的CBT"（Needham & Dryden，2004；Hofmann，2012）也强调共情、咨访关系，也聚焦感受。所谓"CBT的第三次浪潮"将基于正念的认知治疗（Segal，2002）、辩证行为治疗（Linehan，1993）以及接受和承诺治疗（Hayes，2003）包含在内。这些发展为临床工作带来很多助益，但同时也意味着无论批判或辩护CBT都更加困难，到底什么是CBT也不再清晰明了，更不用说其在理论上的充分性。

类似地，在早期人本主义或以来访者为中心的方法中，罗杰斯（1959）的理论核心认为，心理困扰的产生源于来访者内摄了价值条件，而有效的治疗涉及通过治疗师的共情、接纳和真诚一致等核心态度来中和这些价值条件。当今的观点已非常不同，人本主义方法现在涵盖了几个不同的"取向"（Sanders，2012），包括经典的以来访者为中心疗法、聚焦取向疗法、过程体验疗法、情绪聚焦疗法，甚至一些存在主义和整合治疗的形式。单纯的"人本主义治疗"已经不存在了，即使是具有广泛影响力的人本主义治疗的"标准版本"（Purton，2004）也有了重大的改变，这很大程度上得益于索恩等人的工作。可以在经典著作《人本主义咨询实务》（*Person-Centred Counselling in Action*）第一版本（1988）和第三版本（2007）的对比中看到这点。

随着时间的推移，所有领域当然都会有改变和发展。但使评估治疗领域愈加困难的原因，是并不存在一个在该领域中被广泛接受的理论基础，甚至主要的治疗流派内部也没有达成共识。相反，我们看到的是日益分裂的局面，目前已有400种不同的治疗方法，主要流派内部也大范围存在不同观点。然而，每个流派依然有一套理论概念基础会在培训课程中被教授，以保持其与主流传统的关联。这些培训课程还在教授着最初的基础理论，并持续作为培训的一般性理论方法。人们依然阅读弗洛伊德、罗杰斯和贝克等的著作（倒是不再阅读赫尔和斯金纳的著作了），而如果完全不再阅读这些理论家的著作，那么人们将很难找到区分心理动力、人本主义和认知行为等治疗形式的依据。因此，我通过关注这些主要理论的最初形式论证了自己的主张。

我讨论了在大多数理论中都存在一种不一致性，即其理解方式与日常语言或理解事物的常识是不一致的。相反，大多数理论是基于以笛卡尔为代表的17世纪关于世界的形而上学图景，或者基于后来发展的康德哲学。它们让我们远离了常识，而不是对常识进行提炼或阐述。也由于与常识的不一致，其阐述并不能使所接受的知识朝向继续发展整合的方向，而是走向碎片化。每个方法内部的不同派别也在强调不同的方面，但只能简单地凑在一起，而不是作为一个连贯的整体。

我希望展示的是，对这些理论进行根本性批判是重要的，不仅因为将不一致的理论中的不一致暴露出来具有理性上的价值，还因为只要这些理论被看作是合理的，并被作为思考人类困扰的可能方式，就会将治疗实践引向对来访者有害的方向。

问题是该如何思考这些理论。最简单的答案是，它们需要被抛弃，就像赫尔在《行为的原则》（*Principles of Behavior*，1943）中展现的行为主义理论被抛弃了一样。人们承认赫尔的理论是一个杰出的智力创作，但从最好的视角它可以被视为一座闪闪发光的"空中城堡"，最坏的——用哲学家和教育学家理查德·彼得（Richard Peter，1958）的说法——被看作"一种恶行"。

我认为其他理论也需要被抛弃，但我想建议的是，每一种理论至少涉及了某些解释框架（在广义常识层面上）。因此，既然传统方法中的某些部分可以被提炼，那么没有理由不仔细梳理我提议的框架。我认为，某些传统理论迥异的思维图景也可以被提炼，以在意识层面上应用于偏爱它们的来访者。例如，没有理由拒绝治疗师采纳十分接地气的、具有"科学"特点的行为主义治疗，或者其他更加"理性"的认知方法；那些被心理动力观点吸引的来访者偏爱潜意识感受，并对人类动机中微妙、矛盾的一面很感兴趣；而人本主义的风格对于那些首要关注"关系"的来访者更有吸引力；另一些来访者则觉得聚焦情绪在身体上的位置非常有趣；存在主义的理解方式也更吸引那些偏爱有着激动人心的哲学探索的来访者。在一定程度上，我认同库珀（2011）的观点，即人们可以采纳各种不同的"世界观"，只要是"轻轻地持有着它"。但是，在我看来，这种"轻轻地持有着世界观"涉及的是风格的问题，这种风格中呈现了基本的常识性治疗框架。治疗师需要"紧紧地持有着"常识本身，同时以不同的方式向来访者呈现常识框架，这是有价值的，取决于来访者的偏好。

第十二章

对于实践和培训的意义

本书提及的治疗原则

本书试图提出一种关于心理治疗的解释，它既不需要与当前任何理论绑定，也不需要列出操作清单，它是基于来访者问题的一般特性而形成的一种整合性解释。来访者的治疗问题基本上与缺乏"个人平衡"有关，这体现在有问题的关系中，也体现在所感觉到的反应和所持有的观点间的失衡。虽然"心理疾病"并不是描述这些问题的最佳术语，但我认为将它们看作有一定失调的特性而不仅仅是苦恼会更有帮助。苦恼常常是个体面对困难情形时的反应，而合适的方法是要么改变情境，要么无法改变就接受。苦恼本身并不是个体寻求心理治疗的原因，当苦恼的反应在某种程度上于情境来说是不合适的，并且当事人意识到了这一点，这时寻求心理治疗的帮助才是合适的。如果因为失去工作而感到"低落"，这属于适合情境的情况，而当一个人没有来由地低落，那么我们会认为有哪里不对劲。因为要在公众面前演讲而感到焦虑是正常的，能被大多数人接受，但若理智上对蜘蛛不太害怕，却实际吓到全身僵硬，可能就要考虑心理治疗了。这些情境中的共同因素是个体的信念与实际的反应间存在矛盾，不过这种矛盾会以两种方式出现：一是个体的反应没有受到信念和体验的充分调节（例如即使意识到没有危险依然感到恐惧）；二是个体的所思所想并不是其真诚的表达（例如，个体所思所想的是自己并不害怕，但事实上是害怕的）。

如我所述，反应和观点间的矛盾或失衡深深地根植于人类情境中，因为我们自发的感受可能与认知是冲突的。柏拉图在关于马车夫平衡白马和黑马冲动的隐喻中已经描绘了这一点。在我们的生活中，持续存在着"反应"和"观点"间的互动，但时不时会有一方压倒另一方的情况——或是因为极度的恐惧，或是因为极度的渴望。于是，个体就变得失衡了，要么追随自发反应而忽视了观点，要么持有观点而忽视了真实的反应。这两种失衡状态都与和他人的关系紧密相连，第一种情况常可以在幼儿身上看到，他们没有能力调节情绪，如果养育者没有给予足够的安抚，他们的"情绪调节"能力是不充分的。第二种情况常见于幼儿的自发反应被养育者过度调节了，于是幼儿失去了与自己情绪的联结。我认为，在治疗中，这些根植于关系困扰中的失衡可以通过与治疗师建立平衡的关系而被矫正，仅仅处于一个人性的关系中——治疗师既不被来访者的感受淹没，也不试图改变他们——就有助于来访者在内部达到一种平衡。当然，治疗师也可以主动帮助来访者调节情绪，通过在循序渐进地暴露于现实情境的过程中给予他们安抚和支持，或者鼓励他们恢复对于被压抑的感受的意识。

对于实践的意义

人际失衡中涉及的内容意味着治疗师面临着两种主要任务。

第一种是以一个尽可能平衡的方式与来访者互动。最开始的几次治疗的要旨是，鼓励来访者以其愿意的方式谈论他们的问题。当然治疗师在互动过程中也有自身的位置，需要回应来访者，而不只是简单地倾听。不过，治疗师需要给来访者足够的回应空间。最理想的状态，是治疗师带着最小的引导进行最大程度的互动。在最开始需要的是对话，而不是自说自话，但那会是一种方式特别的对话。这不是日常的谈话，尽管在治疗之外进行日常谈话也会有所帮助——如果陷入困扰的当事人想要的只是"闲聊"的话。在治疗情境中，治疗的中心完全在来访者身上，因此纵然治疗师需要在对话中作为平等的另一方存在，但若过多带入个人的感受和观点并不合适。罗杰斯对来访者所说的内容进行反馈的方法完全符合这一情境，认真的反馈可以帮助来访者领会到他们是被理解的。当然，如简德林强调的，这也能帮助他们确认自己是否充分表达了想要表达的内涵。反馈，或者说"积极倾听"，使来访者和治疗师以一种重要的方式触发了早期的母婴互动。在母婴互动中，通过被安全地"抱持"，婴儿开始感到自己是一个独立的个体。早期关系中不可避免的断裂会引起人际失衡，这也会在治疗情境中再现，不过如果治疗师足够关注和留意，这些断裂是可以被修复的。

第二种是通过回应来帮助来访者修正特定的失衡，这些失衡是他们困扰的来源。这包括与来访者一起探索他们是旨在寻求改变自己的反应方式，还是说问题更多地在于不知道自己的感受和期望是什么。然而，来访者在寻求什么，或者首要的失衡形式是什么，这在一开始并不是清晰的——也可能两者都有。例如，一位谦逊的来访者发现自己很难对无理的要求说"不"，他可能认为问题在于如何调整行为，使其与想要的保持一致。如果这是来访者的目标，那么治疗师可能会建议进行角色扮演来尝试做到坚定自信，或者参加有关的工作坊。也有来访者可能会认为这些技巧都流于表面，会使其注意力偏离事实的关键点。他们可能觉得自己对他人的回应方式并不是直接在于没有能力坚定地做自己，而是在被一种自己不理解的方式驱动。他们前来寻求帮助，想要了解自己不坚定自信的行为与什么有关，或者说不能坚定表达自己到底是为什么。如果这是来访者的目标，那么治疗师的工作就是帮助来访者进一步澄清感受，就像在人本主义疗法、聚焦取向疗法和心理动力学疗法中所做的一样。类似操作可能会引导来访者意识到他们对于掌控他人或伤害他人有深深的恐惧，而"缺乏坚定"的一面最好清晰地表达为"切实的关心自己不去伤害或控制他人"。

另一个例子是有蜘蛛恐惧的来访者虽然清楚日常见到蜘蛛是无害的,但还是感到恐惧。其治疗目标是减少或消除对蜘蛛的情绪反应。自然,治疗师会建议使用各种系统脱敏项目来逐渐减少恐惧。但也有来访者可能觉得这种恐惧不仅仅是害怕蜘蛛那么简单直接,那么治疗师就会鼓励他更多地表达自己的想法,表达到底是什么那么令他不安。这样的治疗方向有可能导致一种虽然没有实际接触但莫名的奇异痒感,它也许唤起了来访者童年时与一个精神错乱的年迈姑妈有关的情绪——姑妈曾经用一种像被蜘蛛爬过的、令人害怕的方式用指尖触摸来访者的头发。这样一来,对蜘蛛的恐惧被清晰地表达为对特定个体侵入性"痒感"的强烈反感,并且来访者也意识到类似的情况正在自己当前的生活中出现,需要被处理。

我的观点与库珀(2011)类似,我们需要把来访者的目标作为治疗的中心,不过我认为治疗关系需要与治疗目标一样在最初就被重视。来访者的目标可能会涉及让治疗师做一些对治疗而言不合时宜的事情,例如与治疗师建立友谊、共同讨伐竞争对手、一起完成大学任务或讨论政治议题。对于治疗师而言,只有一定范围内的来访者的目标是适合参与的,这由治疗工作的具体内容定义。我认为,治疗尤其涉及帮助来访者达成并保持个体在"反应"和"观点"间的平衡,并且需要在相应框架内对来访者的目标进行思考。

第十章中提及,我们越来越能在A、B、C类问题所包含的广泛范围内做出良好区分。这些问题可以被分为需要真实和自发的人际关系、需要调节行为或需要澄清感受和态度。在临床实践中,这意味着治疗师需要熟悉与每一种普遍问题类型有关的操作方法。接受后期人本主义传统培训的治疗师可能尤其适合工作A类问题,但相对不擅长B类问题;接受心理动力学和聚焦取向受训的治疗师可能尤其适合工作C类问题;而接受行为主义受训的治疗师则适合B类问题。因此,我建议接受了某一种传统流派培训的治疗师需要熟悉其他流派的一些操作方法。但这不是为了简单地增加治疗师的技能,更重要的是领会到虽然来访者的问题都涉及人际失衡，但是不同方面的失衡需要侧重不同的治疗方法。

来访者不同问题间更为精细的差别毫无疑问体现在许多不同的方面，来自不同流派治疗师的专业知识都是宝贵的。例如，心理动力学治疗关注不同"防御机制"的精神分析式区分，如投射、置换和内摄。虽然在我看来，将其称为心理机制是有误导的。不过毫无疑问的是，关于C类问题，区分我们对感受和想法进行自我欺骗的不同方式是值得的。

过程体验治疗描绘了这些方法的操作过程与问题类型的典型区分之间的联系。如我在第七章中所言，PET的第一个"治疗任务"适合那些"意识到自己的实际反应和观点间存在矛盾"的来访者，并且他们有动力对其探索和理解（Greenberg，1993）。在我看来这属于C类情境，来访者试图找到清晰表达自己反应的方式——"我需要看到在这个世界上我在做什么！"，或者作为B类情境，即来访者希望改变行为反应。不管是哪一种形式，问题的根本都在于整合"观点"和"反应"。格林伯格及其同事认为，一个有帮助的方法是鼓励来访者积极参与到会触发有问题的回应及情绪的情景中。用我的话来说，就是需要在两者之间"迂回前进"。这会让来访者领会到自己扭曲的构建情景的方式将如何导致有问题的反应，或者其习惯性的反应倾向将如何扭曲他看待情景的方式。

PET的第二个问题是，个体模糊地感到自己的生活有哪里不对劲，但是无法清晰地表达。这是聚焦取向治疗处理的典型情况，对于格林伯格及其同事而言，恰当的治疗回应是沿着简德林所建议的方向鼓励来访者呈现他们模糊感受的问题——也就是我所说的他们感到的反应——然后敞开自己去表达这些回应。其目的是帮助来访者把他的反应与真正想说的内容整合，聚焦过程的细节为如何与这类问题工作提供了实践指南。

PET中涉及的另外两个问题被格林伯格及其同事称为"分裂"，也就是"思考和行为的社会标准、态度和方式与个体更为基本的需要、目标和关注点间存在的古怪的差异。由于各种各样不同的原因，文化和家庭的影响压倒了个体偏好和需要"。这也是格式塔治疗和罗杰斯"价值条件"涉及的范围，虽然PET较少强调个体偏好是"好的"而社会标准是"坏的"，更多地强调两者间需要达到一种平衡。PET认为格式塔中的涉及双方对话的"空椅技术"是有用的，双方可以以此达成妥协。这是另一个在"反应"和"观点"间迂回前进的例子，它充满了对实践的建议细节。

PET的第五个问题，格式塔治疗称之为"未完成事件"，即由于相关人事的不在场而使得情绪状态的自然发展被阻滞了。在这样的情况中，来访者发现要在反应和观点间达到正常的"迂回前进"是困难的。他们不能"修通"自己的感受或信念，因为情境并没有给他们提供机会。"空椅"操作提供了一个想象的方式来帮助他们进行必要的迂回，并引导观点和反应的和解——通常在和解中两个部分都有改变。

PET的最后一个问题在于来访者太脆弱而无法用任何方法表达感受或调整反应。对此，格林伯格及其同事认为，此时只需要对来访者进行"共情确认"，治疗师与来访者分享人性的部分，对来访者的感受不加评判。在我的框架里，这类问题属于A类问题，所需要的处理只是进行简单、慈悲的人类联结。在之后或许有可能与来访者处理更带B类或C类特点的问题。

PET的所有"治疗任务"都符合我所建议的治疗解释，而PET对这些任务的解释细节有助于为三类不同问题提供丰富的概览。不过，如第七章中讨论的，这不需要涉及格林伯格及其同事的辩证建构主义理论，这个理论是有问题的，它关于实践的具体讨论即使没有理论也能成立。的确，需要用一个连贯的框架将不同的"治疗任务"汇集在一起，但我认为我对不同人际失衡的解释已经是一个很好的框架了。

我对心理治疗实践中重点的解释可以概括为，治疗师需要有能力做三件事。首先，他们需要有能力与来访者建立一种真实的、人性的关系，而不是将自己当作一个将心理学理论应用于来访者身上的专家。简德林（1990）

写道：

> 与另一个人一起工作的精髓，就是作为一个活生生的人在那
> 里……作为一个人与另一个人在一起，认识到对方也是一个人，这
> 是关键。哪怕对方是一只猫或者一只鸟，如果你想帮助一只受伤的
> 鸟，首先你必须知道的是，那里有"某个个体"，你必须等待在那里
> 的那个"个体"来和你联结。

治疗师和来访者之间若没有这样的联结，那么治疗中做任何事情都很难
有效。

假设这种联结已经存在了，那么治疗师需要做的另外两件事情是：一方
面熟悉各种方法来帮助来访者表达或澄清真正的感受或想法；另一方面熟悉
各种方法来帮助来访者找到改变行为的方式，促进生活的改变。而治疗师是
如何做到这两点的，或许并不那么重要。对于帮助来访者找到真正的感受，
可以通过人本主义的反馈倾听，或简德林的聚焦过程，或通过学习自由联想
和试探性的诠释。对于帮助来访者在生活中做出改变，可以通过各种当下可
及的CBT技术方法或者学习存在主义帮助来访者面对自己做选择的需要。

关于治疗的解释在多大程度上对于治疗实践有所帮助，取决于治疗师
目前是如何实践的。如果治疗师的主要受训背景是行为主义，那么根据我的
解释，我会鼓励他认识到并不是所有来访者的问题都属于B类问题，可能用
A类和C类问题来进行概念化会更好。如果治疗师觉得这是合理的，就会考
虑用A类和C类的方法进行工作。关键在于补充技能，而不仅仅是说"另外
的技术是值得了解的"。吸收新的工作方法要基于更好地理解来访者的问题，
以及理解在不同情境中做什么是更好的。当代行为主义取向的治疗师们已经
倾向于吸纳其他治疗方法，对于这类治疗师而言，我的建议并不会给其实践
带来重大改变。不过，这可以提供所需要的原理，避免他们陷入纯粹的实用

主义和折中主义。

　　类似地，一位接受了传统心理动力受训的治疗师会被鼓励更多地考虑不是所有问题都属于C类问题，有些问题用A类和B类问题进行概念化会更好。我们已经看到，当代心理动力方法已经趋向吸纳A类的方法，尤其是人本主义治疗。不过我的建议是，增加对B类方法的认识对于和来访者的工作也会有帮助。当然，这不是简单地把CBT技术"嫁接"在心理动力实践中，而是更好地认识到来访者的问题有不同的形式，并更好地理解什么样的方法对于这一位来访者更有帮助。

　　我提出，心理治疗中最重要的操作方法可以分为A、B、C三类。当然我并不是指其他操作方法就没有帮助。例如，眼动脱敏与再加工技术对于一些来访者是有效的，虽然我们不知道它为什么有效。不过，许多类似的治疗形式可能是"起作用的"，原因并不是它们有什么内在疗愈机制，而仅仅在于我在第一章中提到的"常识因素"，尤其是对期待治疗带来改变的"安慰剂"作用，以及良好治疗关系的"A类"要素。我所讨论的三类要素并不是治疗中唯一有效的要素。弗兰克用大量证据表明，治疗师与来访者对治疗的有效性怀有共同的信念，这也是很重要的。本书在相信信念的重要性之外，列出了一个治疗师可以在理性层面相信的大纲。

对于培训的意义

　　库珀（2011）写道：

　　　　最近几年，围绕治疗师的培训出现了一种普遍的共识。普遍的观点是，培训项目需要包含理论、研究、职业议题、自我修通、治疗技术的提高和督导实践。

关于理论部分

我提出的治疗观在很大程度上与这一共识是一致的。治疗培训中的理论背景部分需要涉及我在前文提出的主题，也就是概览来访者问题的主要类型，以及相应不同形式的治疗回应和操作。这种对治疗背景的理解并不那么理论化，不过在很大范围内引入了主要治疗方法中"核心常识"的部分。这种"整合"是依恋理论的核心观点，我已经在第十章中阐述过了。

培训的理论部分还需要鼓励人们对于当前治疗流派中笛卡尔式理论持怀疑态度。虽然我对于这些流派都提出了批评，不过我认为这些理论知识对于当前的培训而言依然是必要的，理由如下：首先，受训治疗师需要对于本专业的历史背景有基础了解，这样他们可以知道哪些部分是可以在未来使用的。其次，虽然我认为大多数治疗操作都可以用常识术语来理解，但文献对这些操作的讨论常常都交织着理论概念，而如果不掌握不同理论的框架，就不太容易理解这些文献。再次，对一个缺陷理论有所认识是有价值的，可以作为一种"免疫"，避免受理论"传染"而发展出有害的实践模式。最后，并不只是特定理论会产生有害的实践模式，看待人和治疗的各种方式可能对于来访者的工作来说都是有害的，比如将人看成可以被修复的系统、可以被训练的动物、需要遵循内在感受的主观心灵、需要被洞悉的黑暗深渊、需要被重新设定的认知处理程序等，这些都是常年存在的。与治疗理论不同，我们从来都不愿意把人看作一个物体、一只动物、一种非理性的意识、一个由潜意识动力决定的行为或一个理性的计算者。这些都不是看待人的好方式，但是治疗理论未来的方向有可能轻易地落入这些思考方式中的任意一种，因此为了理论的发展，最好对这些潜在危险有所意识。

受训治疗师需要对他们当前采用的主要理论有所了解，不过本书的重点是留意这些理论在多大程度上受到了笛卡尔图景的感染，即把人看成是由"心理"和"身体"构成的。这个图景需要被带入公众视野，它所具有的误导性的特点也需要被讨论，例如普遍存在的谬误："我们不能真正知道他人的感受是什么""一个人说他很痛苦就是在报告一种个人化的体验""我们不知道自己的记忆是否可靠""我们通过探查内在体验而知道自己的感受是什么""我们的感受是由想法决定的"。要用通俗的话语指出这些观点存在什么问题，这并不容易，需要在特定的情境中关注这些观点中的问题。显然，有些人可能对一些哲学议题更感兴趣，不过我认为许多受训者有时会陷入对哲学议题的沉思，而没有意识到它们对于心理治疗理论的重要影响。

关于技能方面

与治疗的一般观点一致的是，培训课程中的"技能"要素可能既与不同类型的治疗"问题"有关，也与回应这些问题的最合适方法有关。在 A 类问题中，甚至在所有治疗问题中，都强调以一种普遍的人本主义方式与来访者联结，强调发展出接纳、共情和真诚的"核心治疗态度"。在 B 类问题中，强调受训者要熟悉当前典型 CBT 方法中的各种操作流程。在 C 类问题中，强调反馈的技能，帮助来访者聚焦（简德林的术语）或者学习敏锐的、有促进性的诠释技能。帮助受训者反思哪种技能对他们而言运用得最得心应手，如何以常识方式运用这些技能来处理个人困扰也很重要。

关于个人成长

库珀所谓的"自我修通"是任何成功培训的核心特征。受训者需要对自己的问题及问题对他人的影响获得某种洞见，也需要有"自己作为来访者"的体验。自我修通的工作自然与三种类型的问题都有关，也可以应用到受训者个人的生活中。A 类方法涉及对自我接纳的一贯强调，或者用人本主义疗法来说"无条件的积极自我接纳"。简言之，受训者需要学会用 A 类方法中关怀的、非评判的态度对待自己。这样他们才可能被鼓励去使用感兴趣的认知行为主义方法处理想要改变的部分行为。最后，简德林的聚焦过程既可以在个体身上使用，也可以聚焦于伴侣，这为C类方法提供了一个绝好的范式。

戴夫·默恩斯（Dave Mearns）曾经提出，一个行之有效的培训课程的核心需要围绕对特定个案的讨论。每一个个案都涉及临床和理论议题，这些部分可以放在个案的情境中讨论，然后得出任何可能的结论。受训者通过自己对于特定个案问题的理解而涉猎理论概念，培训师可以顺势关注这样的思路是如何在治疗文献中发展的，以及该如何加以批判。这一方式的一个好处是，对于如何帮助来访者，受训者开始有了自己的常识观点。在以理论为导向的培训中存在一种倾向，即受训者必须将常识反应抛在脑后，采纳来自理论的"正确"方法。但是这样的方式会使其失去自己的个人基础，失去与人联结的自然方式，失去对如何帮助他人的常识性的理解。我的方法避免了这一问题，因为它让治疗过程扎根在强烈的常识性原理阐述中。它在一定程度上扩展和提炼了常识，但至少它是源于常识的。

库珀（2011）认为，受训者需要对他们尝试做的事抱有信心，也要对自己为何以此行事抱有信心。我认为这种信心最好是基于受训者在培训一开始的常识性回应，在我设想的课程中，部分培训内容涉及受训者对来访者处境的常识反应，我们可以由此看出这些常识反应会怎样构成治疗实践的核心部分。同时，从受训者们的不同观点可以看出，有时候"常识"并不总是那么一致。我们欢迎受训者有不同的回应，这为讨论差别提供了基础。与不同类型的方法有关的典型差异可能以如下形式呈现：有人认为"我需要去理解并发现其中的意义。除非我理解了，不然我什么也做不了。治疗就是寻找意义。"如果这位受训者意识到几乎所有治疗流派——尤其是心理动力学和存在主义，还有人本主义的不同变体——都认为治疗的核心是"发现意义"，那么这对他是有帮助的。不过，如果这位受训者认识到并不是每个人都会这么觉得、这么看待治疗，这对他也是有价值的；有人认为"我需要解决问题。如果一个方法管用，我不需要知其所以然。重点是这个方法是有效的"。这位受训者若学到折中主义的传统，也采取这样的实用主义观点，那么他会觉得信心倍增。受训者自然而然使用的方法不需要被抛弃，当然同时了解到折中主义的方法是有问题的也很重要；有人认为"我需要清晰明了地明白一切，尤其是我的目标是什么，然后才能努力思考达成目标最好的方式。"这位受训者会发现认知治疗很有用，会欣赏这一方法，但也要看到它的局限；有人认为"我需要与他人有很好的联结，治疗就是建立关系。我可能不能解决问题，我也可能无法明白到底问题是什么，但是这些都不那么重要。听起来可能有些肉麻，但是我的确认为'我们需要的只是爱'"。这位受训者若知道索恩（1998，2002）等也抱有此观点，可能会备受鼓舞。这个观点并不一定是"肉麻"的，尽管并不是每个人都这么觉得。这位受训者可能会遇到一些其生活以及对治疗的期待更适合被表达为"爱是不够的"的来访者——他们可能会说，自己想要的不是被爱，而是被理解，或者获得对问题的实际支持——这位受训者可能依然会说这也是爱的方式。但是，培训课程中需要鼓励提炼这些观点，要从这些多种多样的常识反应中识别出普遍存在的相同点和不同之处，受训者也会因此领会到人际平衡与失衡的主题将如何贯穿其中。

在寻找重建人际平衡的普遍框架中，有许多治疗中回应的可能性，而受训者会从学习及实践各种各样的方法中获益。一个有趣的研究发现表明，当经验丰富的治疗师自己寻求心理治疗的帮助时，他们常常会接受各种各样的方法——尽管他们在与来访者工作时只限于某一种方法（Norcross & Aboyoun，1994）。我认为，最好是让受训者从常识入手，有经验的治疗师也最好回归常识。不过，从常识入手并不会导致人们采取折中主义，而是会引导我们更好地理解心理治疗关注什么类型的问题——对关系的困扰，以及如何在"反应"和"观点"间达到平衡。

不管受训者采取什么特定的回应，都不会因为其不符合某种理论就被认为是错误的。虽然不可避免地存在不一致的意见，就如我们在第二章中看到的，常识并不完全是统一的，总会随着新的发现和社会发展而改变，但这就是我们必须要以此为起点的地方。在治疗培训课程中找到一个可接受的起始点本身需要花点时间，不过，我们必定有可能找到一个被广泛接受的起始点，因为总是存在着彼此共享的部分。我们都是人类，都有可能遭遇常见的人生问题，都参与人类生活的形式，通过对比和反馈彼此的反应，我们在各种各样的情形中都能找到一个广泛的共识。毫无疑问也存在一些彼此有根本分歧的情况，而这种情况对治疗师的培训特别有价值。它打开了对"何以存在分歧"的探讨，例如对事实抱有不同的信念，有不同的诠释，持不同的价值观、哲学观，或者出于偏见、缺乏对相关情境的考虑？若有充分的时间讨论和反思，就会引向一个普遍的观点，即该情境所要求的常识。鉴于人性长存，总是存在最后达成共识的可能性，若尚未达成共识，那么讨论就还未结束。

小结

本书提出了一种新的治疗理论，这里的"治疗理论"指的是一个广义的框架，可以对不同来访者的问题和治疗实践提供一定的理解。但是，这个框架所涉及的观点并没有超出我们在常识中对个体困扰的理解。在这个框架中，"反应和观点间的平衡"是核心所在。在一定程度上，它发展和提炼了"反应"和"观点"的概念，但并没有引入任何与常识有根本性冲突的观点。我认为，传统治疗理论的确引入了与常识冲突的想法。而之所以如此，是因为它们以某种方式关联了有误导性的哲学图景，尤其是笛卡尔关于"心/身""内/外"的图景。我所针对的并不是一般的心理治疗理论，而是那些尤其具有误导性图景的理论。我用依恋理论解释了反应和观点间的失衡最初是如何产生的，不过依恋理论本身并不与任何有误导性的哲学图景有关。

心理治疗目前的情形是，治疗实践已经超过了我们对治疗的理解。我们从过去30年的研究工作中获得了"什么是有效的心理治疗"的完善知识，这使得许多治疗师自然地采纳不同的方法，而不太在意与这些方法有关的理论。在临床实践中这没有什么大问题，关键在于我们因而没有任何普遍存在的框架以引导专业工作，无法使来访者、治疗师和心理服务提供者有可能就"心理治疗是什么"达成共识，也无法就心理治疗实践的原理阐述和正当性达成共识。缺乏这种原理阐述不仅会在理智和专业层面上带来困扰，基于常识和研究发现，也有可能给临床实践带来有害的后果。治疗师和来访者都需要很好的理由来对治疗行为抱有信心，而这一理性的信心需要一个广泛的理解框架做支撑。

　　本书的目的是试图提供这样一个框架，但并不是要增加一种可能被称为"整合的平衡理论"的"新治疗方法"。相反，我认为我所建议的这种治疗方法已经被广泛应用于实践中了，只是受到传统理论的阻碍还没有被清晰地表达出来。理论不能被整合这一事实，阻碍了我们从广义的常识理解和日常语言出发，建立一种整合性的理解。一旦我们看到，传统理论从最好的一面而言是不必要的，从最坏的一面而言是有害的，那么阻碍整合实践观点的绊脚石就能得以清除。